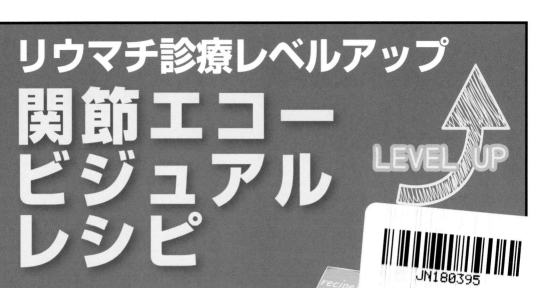

リウマチ病学テキスト
（改訂第2版）

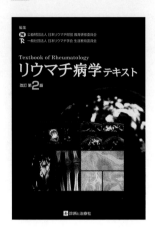

公益財団法人 日本リウマチ財団 教育研修委員会　編集
一般社団法人 日本リウマチ学会 生涯教育委員会　編集

日本リウマチ財団，日本リウマチ学会共同編集によるリウマチ性疾患を網羅したテキストの改訂第2版．リウマチ性疾患における合併症など新項目を追加し，初版より76頁増．リウマチ専門医を目指す医師，リウマチ病診療に関わる医師必携のテキスト．購入者限定特典オンライン版付き．

□B5判　624頁
定価（本体5,500円+税）
ISBN978-4-7878-2126-3

■目次

カラー口絵
A　リウマチ性疾患へのアプローチ
1　筋骨格系疾患の病歴・診察・検査
2　検体検査
3　画像検査
4　病理学的アプローチ
5　関節穿刺法・関節液検査
6　関節炎へのアプローチ
7　若年性関節炎へのアプローチ
8　上肢の痛みへのアプローチ
9　下肢の痛みへのアプローチ
10　脊椎の痛みへのアプローチ
11a　妊娠とリウマチ性疾患―全身性エリテマトーデス
11b　妊娠とリウマチ性疾患―抗リン脂質抗体症候群
11c　妊娠とリウマチ性疾患―関節リウマチ
12　リウマチ性疾患の皮膚病変のみかた

B　関節リウマチと類縁疾患
1　関節リウマチ―病態，臨床所見，診断
2　関節リウマチ―疾患活動性の評価
3　関節リウマチ―内科的治療
4　関節リウマチ―外科的治療
5　関節リウマチ―リハビリテーション
6　悪性関節リウマチ・Felty症候群
7　成人Still病
8　若年性特発性関節炎
9　リウマチ性多発筋痛症
10　RS3PE症候群
11　回帰性リウマチ

C　脊椎関節炎と類縁疾患
1　脊椎関節炎―総論
2　強直性脊椎炎
3　乾癬性関節炎
4　SAPHO症候群
5　反応性関節炎（Reiter症候群）
6　炎症性腸疾患関連関節炎

D　全身性自己免疫疾患
1　全身性エリテマトーデス―病態，臨床所見，診断
2　全身性エリテマトーデス―活動性の評価と治療
3　抗リン脂質抗体症候群
4　Sjögren症候群
5　全身性強皮症
6　多発性筋炎/皮膚筋炎
7　混合性結合組織病/overlap症候群

E　血管炎
1　血管炎―総論
2　高安動脈炎
3　巨細胞性動脈炎（側頭動脈炎）
4　結節性多発動脈炎
5　川崎病
6a　ANCA関連血管炎―総論
6b　ANCA関連血管炎―顕微鏡的多発血管炎
6c　ANCA関連血管炎―多発血管炎性肉芽腫症（Wegener肉芽腫症）
6d　ANCA関連血管炎―好酸球性多発血管炎性肉芽腫症（Churg-Strauss症候群）
7a　免疫複合体性血管炎―抗糸球体基底膜（抗GBM）病
7b　免疫複合体性血管炎―クリオグロブリン血症性血管炎
7c　免疫複合体性血管炎―IgA血管炎（Henoch-Schönlein紫斑病）
7d　免疫複合体性血管炎―低補体血症性蕁麻疹様血管炎（抗C1q血管炎）
8　様々な血管をおかす血管炎―Behçet病，Cogan症候群
9　単一臓器をおかす血管炎―皮膚に限局した血管炎，中枢神経系血管炎
10　全身性疾患に伴う続発性血管炎―全身性エリテマトーデス，関節リウマチ，サルコイドーシス
11　誘因の推定される続発性血管炎
12　Buerger病

F　変形性関節症
1a　変形性関節症―総論・疫学
1b　変形性関節症の病態
1c　変形性関節症の治療（薬物治療）
1d　変形性関節症の治療（外科治療）
2　変形性膝関節症
3　変形性股関節症
4　変形性手・手指関節症
5　変形性脊椎症
6　全身性変形性関節症・びらん性変形性関節炎（症）

G　結晶誘発性関節症
1　痛風
2　ピロリン酸カルシウム結晶沈着症，偽痛風
3　その他の結晶誘発性関節炎

H　感染性関節炎
1　細菌性関節炎
2　抗酸菌性関節炎
3　真菌性関節炎
4　スピロヘータ関節炎
5　ウイルス感染と関節炎
6　嫌気性菌による関節炎

I　全身性疾患に伴う関節炎
1　サルコイドーシス
2　内分泌・代謝疾患
3　悪性腫瘍，血液疾患
4　アミロイドーシス

J　骨疾患
1　骨粗鬆症の疫学
2　骨粗鬆症の診断
3　骨粗鬆症の治療
4　ステロイド骨粗鬆症
5　骨壊死

K　その他の疾患
1　Behçet病
2　再発性多発軟骨炎
3　リウマチ熱
4　線維筋痛症
5　複合性局所疼痛症候群
6　好酸球性筋膜炎
7　肥厚(大)骨関節症
8　神経病性関節症

9　結節性紅斑をきたすリウマチ性疾患
10　滑液包炎
11　腱鞘［滑膜］炎
12　リウマチ性疾患の絞扼性神経障害と神経炎
13　自己炎症性症候群
14　IgG4関連疾患
15　肥厚性硬膜炎

L　リウマチ性疾患への整形外科的アプローチ
1　運動器の外科的療法
2　運動器のリハビリテーション

M　リウマチ性疾患における合併症
1　日和見感染症―総論
2　呼吸器感染症・間質性肺炎
3　肝炎ウイルス活性化
4　血栓性血小板減少性紫斑病，血球貪食症候群
5　悪性腫瘍（含 リンパ増殖性疾患）

N　リウマチ性疾患に使用される薬剤，治療法
1　非ステロイド抗炎症薬
2　ステロイド
3　メトトレキサート
4　その他の抗リウマチ薬
5　カルシニューリン阻害薬
6　シクロホスファミド
7　その他の免疫抑制薬
8　免疫グロブリン静注療法
9　生物学的製剤（TNF阻害薬）
10　生物学的製剤（その他）
11　低分子標的薬
12　抗痛風薬
13　ビスホスホネート
14　骨疾患に対するその他の薬剤
15　血液浄化療法
16　肺高血圧治療薬
17　人工関節手術

O　リウマチ性疾患に対する社会的・公的支援
1　リウマチ性疾患に対する社会的・公的支援

診断と治療社

〒100-0014　東京都千代田区永田町2-14-2山王グランドビル4F
電話　03(3580)2770　FAX　03(3580)2776
http://www.shindan.co.jp/
E-mail:eigyobu@shindan.co.jp

(16.01)

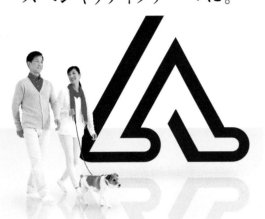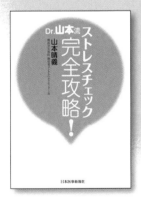

広告

巻 頭 言

　リウマチ膠原病疾患の難しさと面白さは，その多様な症候パターンに由来する。「患者が訴える症状」と「診察によって客観的に認められる所見」の両方を合わせて「症候」と言うが，どの症状を中心に鑑別疾患を広げ，どの診察所見を拾い上げて考察し，診療を進めていくかは，若手の医師にとっても経験を積んだ臨床医にとっても，力を試されるところであろう。

　主訴によって，リウマチ膠原病を想起しやすいものと，困難なものがある。たとえば，手の関節痛を訴える患者を診たら，たとえ関節リウマチの症例を経験したことのない医師でも疾患名を思い浮かべることができるだろう。正確な診断にたどり着くには，関節痛の診断ステップをたどりながら，関節炎の鑑別疾患を考え，発症からの時間軸や分布パターンを認識することで，関節リウマチおよびそれ以外の疾患を挙げていくことができる。一方，各専門分野で診ている患者が膠原病と判明することもある。「高齢女性の進行しない特発性間質性肺炎」として数年間呼吸器科でフォローされていた患者が，数週間で急速な腎機能悪化をきたし，ANCA関連血管炎と診断される，などの例がある。

　このように一筋縄ではいかないリウマチ膠原病という疾患を理解しやすいように，本書では，症候ごとにどのような特徴からリウマチ膠原病を考えるのか，どのような点に注意をして診ていくのか，ステップを踏んで考え方を示すこととした。また，リウマチ膠原病は高血圧などと比べ疾患頻度が低く，馴染みにくい分野であるので，一般内科医，各科専門の医師にも楽しんで理解を深めて頂けるよう，症候学を中心とした章，関節リウマチに関連した診断・治療・合併症などの章，各膠原病の章に大きく分けて構成し，執筆して頂いた。

　執筆者は全員リウマチ膠原病の専門医であり，日常，臨床現場でこれらの疾患を診療されている先生方ばかりなので，専門医ならではの「診るべきポイント」を大変わかりやすく解説して下さった。執筆者の先生方に，この場を借りて御礼申し上げたい。

　本書がすべての先生方にとって，日々の診療の理解を深める一助になれば幸いである。

2016年6月

沖縄県立中部病院リウマチ膠原病科・総合内科　金城光代

jmed 44

あなたも名医！
外来で診るリウマチ・膠原病Q&A

日常診療をスキルアップ！

第1章　膠原病症状を疑ったら？　どうアプローチする？

1	Q01	関節痛（炎）の考え方は？――単関節炎・多関節炎	綿貫　聡
9	Q02	膠原病の呼吸器症状って？	北村浩一
19	Q03	膠原病の皮膚・爪症状って？	岩波　慶
25	Q04	膠原病が原因の不明熱って？	竹之内盛志, 萩野　昇
31	Q05	膠原病を疑ったらどの検査をオーダーすればいい？	中西研輔, 金城光代
38	Q06	単純X線で鑑別はできるの？	大原由利
45	Q07	関節穿刺の方法は？	上地英司

第2章　急性単関節炎と急性・慢性多関節炎――どう診ればいい？

A 急性単関節炎

51	Q08	化膿性関節炎の診かたは？	有馬丈洋
57	Q09	結晶誘発性関節炎（痛風・偽痛風）の診かたは？	平野史生

B 急性・慢性多関節炎

64	Q10	ウイルス性関節炎の診かたは？	金城光代

第3章　関節リウマチはどう診たらいいの？

- 70　**Q11** 診断はどうするの？ ——土師陽一郎
- 77　**Q12** 治療開始前スクリーニングって？——B型肝炎・C型肝炎・結核など——土師陽一郎
- 84　**Q13** 疾患活動性評価って？ ——押川英仁
- 89　**Q14** 治療はどうする？ その1——ステロイドとNSAIDsの使用および注意点——妹尾高宏, 川人　豊
- 94　**Q15** 治療はどうする？ その2——DMARDsと生物学的製剤——押川英仁

第4章　慢性多関節炎——年齢層別による膠原病の診かたは？

A 若年層

- 101　**Q16** 若年性特発性関節炎の診かたは？ ——山口賢一
- 106　**Q17** 自己炎症性疾患の診かたは？ ——山口賢一

B 高齢層

- 111　**Q18** リウマチ性多発筋痛症と巨細胞性動脈炎の診かたは？ ——陶山恭博
- 120　**Q19** 血管炎の診かたは？ ——赤井靖宏

C 若年〜中高年層

- 127　**Q20** 全身性エリテマトーデスの診かたは？ ——野村篤史
- 133　**Q21** 抗リン脂質抗体症候群の診かたは？ ——松井和生
- 139　**Q22** シェーグレン症候群の診かたは？ ——宇都宮雅子
- 148　**Q23** 多発性筋炎・皮膚筋炎の診かたは？ ——横川直人
- 158　**Q24** 全身性強皮症（硬化症）の診かたは？ ——川口鎮司
- 165　**Q25** 脊椎関節炎・乾癬性関節炎の診かたは？ ——岸本暢将
- 173　**Q26** 成人Still病の診かたは？ ——井畑　淳
- 179　**Q27** ベーチェット病の診かたは？ ——松井和生
- 185　**Q28** 妊婦と関節リウマチ・膠原病——どう診る？ ——金子佳代子, 村島温子

- 192　索引

執筆者一覧（掲載順）

金城 光代	沖縄県立中部病院リウマチ膠原病科・総合内科
綿貫　聡	東京都立多摩総合医療センター救急・総合診療センター医長
北村 浩一	公益社団法人地域医療振興協会 練馬光が丘病院総合診療科
岩波 慶一	公益社団法人地域医療振興協会 練馬光が丘病院膠原病・リウマチ内科科長
竹之内盛志	帝京大学ちば総合医療センターリウマチ内科助手
萩野　昇	帝京大学ちば総合医療センターリウマチ内科講師
中西 研輔	沖縄県立北部病院内科
大原 由利	聖路加国際病院Immuno-Rheumatology Centerフェロー
上地 英司	豊見城中央病院腎臓・リウマチ・膠原病内科
有馬 丈洋	洛和会音羽病院感染症科/総合診療科
平野 史生	東京医科歯科大学生涯免疫難病学講座助教
土師陽一郎	社会医療法人宏潤会 大同病院膠原病・リウマチ内科部長
押川 英仁	熊本赤十字病院リウマチ・膠原病内科
妹尾 高宏	京都府立医科大学大学院医学研究科免疫内科学助教
川人　豊	京都府立医科大学大学院医学研究科免疫内科学教授
山口 賢一	聖路加国際病院Immuno-Rheumatology Center医長
陶山 恭博	JR東京総合病院リウマチ・膠原病科医長
赤井 靖宏	奈良県立医科大学リウマチセンター・地域医療学講座教授
野村 篤史	順天堂大学大学院医学研究科免疫学講座
松井 和生	滝川市立病院内科主任医長
宇都宮雅子	東京医科歯科大学膠原病・リウマチ内科
横川 直人	東京都立多摩総合医療センターリウマチ膠原病科医長
川口 鎮司	東京女子医科大学リウマチ科臨床教授
岸本 暢将	聖路加国際病院Immuno-Rheumatology Center医長
井畑　淳	独立行政法人国立病院機構 横浜医療センターリウマチ科部長
金子佳代子	国立成育医療研究センター周産期・母性診療センター母性内科フェロー
村島 温子	国立成育医療研究センター周産期・母性診療センター主任副センター長

あなたも名医！

jmed ジェイメド 44

外来で診るリウマチ・膠原病Q&A

日常診療をスキルアップ！

沖縄県立中部病院リウマチ膠原病科・総合内科
金城光代 [編]

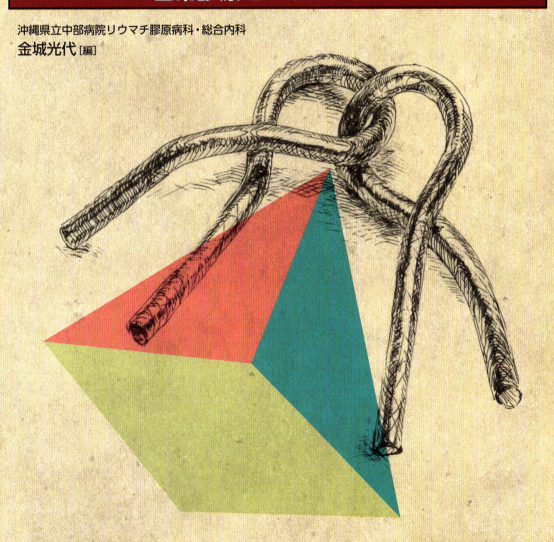

1章 膠原病症状を疑ったら？　どうアプローチする？

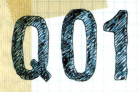

Q01 関節痛(炎)の考え方は？——単関節炎・多関節炎

綿貫　聡

ココがポイント！

- ◉ 診断の前にすべきことは？
  - 診察している場所における疾患の有病率（疾患頻度の割合）を意識しよう．
  - 「関節が痛い」という主訴に対しては，疼痛部位が関節外でないことを確認し，関節痛か関節周囲痛かを病歴・所見から区別しよう．
- ◉ 関節痛と診断したら？
  - まずは，時間経過・年齢・性別・疼痛関節の分布を確認する．
  - 次に，関節痛の随伴症状・関連した病歴・特徴的な身体所見の有無を確認する．
  - 想起された鑑別診断に沿って，検査提出を行う．

40歳，女性

主訴：関節痛
現病歴：6週間前から手指の関節痛が出現した．症状は朝に強く，起床後1時間程度のこわばりがあった．疼痛のため家事には制限があり，自己判断で非ステロイド性抗炎症薬（NSAIDs）を内服して経過をみていた．1週間前に診療所を受診し，長期間にわたる多関節痛であることから，関節リウマチを疑われ，総合病院のリウマチ膠原病科外来へ紹介受診となった．
身体所見：両手関節，両示指・中指・環指の中手指節（metacarpophalangeal；MCP）関節，近位指節間（proximal interphalangeal；PIP）関節，両膝関節に圧痛があり，可動域にも制限が認められた．

1　「関節が痛い」という主訴を聴いたら

本項では，関節痛を訴える患者さんが来たときに最初に考えるべきことを「関節痛に

対する9 stepアプローチ」として紹介します。

Step 1：診察している場所を意識しよう
Step 2：本当に関節痛・関節周囲痛かどうかを確認しよう
Step 3：疼痛関節数を評価しよう
Step 4：急性・慢性の時間経過を区別しよう
Step 5：年齢と性別から鑑別疾患を想起しよう
Step 6：疼痛関節の分布を確認しよう
Step 7：随伴症状・関連した病歴を聴取しよう
Step 8：鑑別診断に沿って，特徴的な身体所見を評価しよう
Step 9：各種検査を提出しよう

診察している場所を意識しよう
──有病率の違いとは？

- 診察している場所における疾患の有病率（疾患頻度の割合）を意識することは常に大切です。
- 診療所（特に整形外科）の外来であれば，一般的なものとして変形性関節症や筋骨格痛などの疾患頻度が高くなるはずです。
- 病院（特にリウマチ膠原病科）の外来では，近医から関節リウマチ（あるいは膠原病）を疑われて紹介されてくる患者群が多くなります。関節リウマチ以外の自己免疫疾患はそもそも稀なものですが，こういったセッティングでは有病率も高くなります。
- 夜間救急外来では，感染症などの全身疾患の一症状としての関節痛，結晶誘発性関節炎（偽痛風・痛風，☞Q09），化膿性関節炎（☞Q08）などの頻度が高くなってきます。夜間・休日にわざわざ救急外来を受診せざるをえなかった急性発症の経過では，特に注意が必要です。

本当に関節痛・関節周囲痛かどうかを確認しよう
──関節痛と関節周囲痛の違いとは？

● 疼痛部位の確認
- 関節外の疼痛（筋痛など）を「関節が痛い」と訴えて来院する場合があるので，疼痛部位を確認しましょう。
- 関節近くが痛いのであれば，次に関節痛と関節周囲痛を区別しましょう。

- 関節裂隙での痛み，すべての関節可動域方向での痛みがある場合には，関節痛が示唆されます．また，自動痛が他動痛より大きい場合には関節周囲痛が示唆されます．

● 非炎症性の関節痛と関節炎の区別

- 次に，関節痛の場合，非炎症性の関節痛と関節炎を区別します．関節周辺に腫脹，圧痛，熱感，発赤など局所の炎症所見があれば関節炎が疑わしいです．ただ，大関節の腫脹はわかりにくいことも多く，可動域の制限などのほうが他覚的に確認しやすい場合もあります．関節炎では関節全体に炎症が波及し，関節可動域に制限が出ます．
- また，安静時痛を伴う場合には関節炎を，安静時痛を伴わず活動時もしくは活動後に増悪する場合には非炎症性（変形性関節症など）を鑑別に考慮します．

疼痛関節数を評価しよう
―― 単関節と多関節でアプローチが異なるのはなぜ？

- 単関節痛と多関節痛では想起される鑑別診断が大きく異なるため，分けて考えるほうがわかりやすいです．
- 1関節の痛みを訴えるのが単関節痛です．2～3関節程度の少関節痛は，多関節痛に移行する前の段階をみている可能性もあります．4関節以上の関節痛があった場合には多関節痛として評価します．
- それぞれの鑑別疾患を以下に挙げます．

単関節痛で頻度の高い原因疾患
変形性関節症
外傷
関節周辺の軟部組織病変（腱滑膜炎・滑液包炎）
結晶誘発性関節炎
化膿性関節炎

多関節痛で頻度の高い原因疾患
関節リウマチ
変形性関節症
結晶誘発性関節炎
ウイルス性関節炎：パルボウイルス感染症，ヒト免疫不全ウイルス（human immuno-deficiency virus；HIV），B型肝炎，C型肝炎など
自己免疫疾患：全身性エリテマトーデス（systemic lupus erythematosus；SLE），シェーグレン症候群，全身性強皮症，混合性結合組織病など
淋菌性関節炎
悪性腫瘍関連関節炎
血清反応陰性脊椎関節炎（spondyloarthritis；SpA）：反応性関節炎，強直性関節炎，炎症性腸疾患に関連する脊椎関節炎，乾癬性関節炎

急性・慢性の時間経過を区別しよう
――急性経過と慢性経過でどのように考える？

- □ 痛みの持続期間が6週間以内の場合には急性，6週間以上では慢性と評価します．
- □ 急性発症では，感染症による関節炎，結晶誘発性関節炎などが鑑別に挙がりますが，慢性経過の発症をみている可能性もあります．

年齢と性別から鑑別疾患を想起しよう
――年齢と性別は関節痛の鑑別にどのように役立つ？

- □ 若年〜壮年にかけては，下記のような鑑別疾患が考えられます．
  男性：痛風，脊椎関節炎，反応性関節炎，淋菌性関節炎
  女性：パルボウイルス感染症，関節リウマチ，SLE
- □ 高齢になるにつれて，男女を問わず下記のような鑑別疾患が増えます．
  偽痛風，変形性関節症，関節リウマチ，リウマチ性多発筋痛症，悪性腫瘍関連
- □ 全年齢を通じて，女性に多い疾患を下記に挙げます．
  甲状腺関連，自己免疫疾患関連（関節リウマチ，SLE，シェーグレン症候群，全身性強皮症），サルコイドーシス

疼痛関節の分布を確認しよう
――関節の分布は疾患の診断に役立つ？

- □ それぞれの疾患の好発部位を認識しておくと診断に役立ちます．
  上肢：手指のPIP関節/MCP関節/手関節を中心に分布する多関節痛なら関節リウマチ，手指の遠位指節間（distal interphalangeal；DIP）関節中心なら変形性関節症/乾癬性関節炎などが想起されます．
  下肢：下肢の膝関節中心なら血清反応陰性脊椎関節炎，結晶誘発性関節炎，変形性関節症，関節リウマチなどが想起されます．足趾の第1中足趾節（metatarsophalangeal；MTP）関節の単関節炎なら痛風を考えます．
  移動性（ある関節が痛くなり，良くなるタイミングでまた別の箇所が痛くなる）：反応性関節炎，結晶誘発性関節炎，淋菌性関節炎，リウマチ熱，感染性心内膜炎などが想起されます．
  左右非対称性：脊椎関節炎（乾癬性関節炎，強直性脊椎炎，反応性関節炎，炎症性腸疾患に関連する関節炎）を想起します．

付着部炎（腱や靱帯が骨へ付く部位の炎症）：背部痛，腰臀部痛，胸鎖部痛などの腱や靱帯の痛み，ソーセージ様の両手指のむくみなどを認めた場合には脊椎関節炎が想起されます。

随伴症状・関連した病歴を聴取しよう（表1）
——関節痛がある患者で問診すべきことは？

- 関節痛に随伴する症状は，鑑別にあたり非常に役立ちます。
- 表1に示す内容のすべてを問診するとは限りませんが，review of systems（ROS）を有効に使いながら評価を進めることは非常に大切です。
- 受診の待ち時間を利用して，問診票を事前に配布し記入してもらうのも有効かもしれません。

表1 ▶ 関節痛患者で問診すべき項目

	問診すべき項目	鑑別疾患
症状	腹痛／長期の下痢／血便	炎症性腸疾患
	日光過敏症／頬部紅斑／精神神経症状	全身性エリテマトーデス
	ドライマウス／ドライアイ	シェーグレン症候群
	発熱（特に38℃以上）	全身性エリテマトーデス，成人Still病，血管炎，感染性心内膜炎，結晶誘発性関節炎，化膿性関節炎
	繰り返す口腔粘膜の再発性アフタ性潰瘍／陰部潰瘍	ベーチェット病
	炎症性腰痛（45歳までの発症，徐々に出現，3カ月以上持続，朝のこわばり，運動により改善）	脊椎関節炎
	レイノー現象	シェーグレン症候群，全身性エリテマトーデス，MCTD，強皮症
生活歴	アルコール多飲歴／利尿薬内服	痛風
	山登り・屋外作業	リケッチア関連感染症
	出身地（特に九州）	HTLV-1関連関節炎
	性交渉歴	HBV／HCV／淋菌／HIVなどの性感染症
	小児との接触歴	パルボウイルス感染症
	海外渡航歴	デング熱，チクングニア熱，その他渡航感染症

MCTD：mixed connective tissue disease（混合性結合組織病）
HTLV-1：human T-lymphotropic virus type 1（ヒトTリンパ球向性ウイルス）
HBV：hepatitis B virus（B型肝炎ウイルス）
HCV：hepatitis C Virus（C型肝炎ウイルス）

Step 8 鑑別診断に沿って，特徴的な身体所見を評価しよう（表2）
——関節痛がある患者で確認すべき身体所見は？

- 関節以外に，体表所見で得られるものが数多くあります．
- 特に皮膚所見，爪周囲の所見，口腔内所見など，通常の身体所見の一環として取得が可能なものが多くあります．
- 内科での評価が難しい部位・所見（眼科領域など）もありますが，いずれも所見を認めた場合には診断に非常に大きく寄与するため，他科との連携が重要になります．

表2 ▶ 関節痛患者で評価すべき身体所見

身体所見	鑑別疾患
結膜炎	シェーグレン症候群，反応性関節炎
ぶどう膜炎	ベーチェット病，サルコイドーシス，炎症性腸疾患，強直性脊椎炎
側頭動脈の発赤・腫脹	側頭動脈炎
耳下腺腫脹	シェーグレン症候群
耳介の発赤	再発性多発軟骨炎
口腔粘膜の再発性アフタ性潰瘍	ベーチェット病
口腔内う歯	シェーグレン症候群，感染性心内膜炎
乾癬様皮疹	乾癬性関節炎
慢性遊走性紅斑	ライム病
筋力低下	筋炎
結節性紅斑	ベーチェット病，サルコイドーシス，炎症性腸疾患，溶連菌感染症
ソーセージ指，皮膚硬化	全身性強皮症，MCTD
ゴットロン徴候	皮膚筋炎
爪周囲の出血点	全身性強皮症，皮膚筋炎
眼瞼・舌裏側・手指・足趾の出血点，心雑音	感染性心内膜炎
ばち指	肥大性肺性骨関節症，肺癌
外陰部潰瘍	ベーチェット病

MCTD：混合性結合組織病

Step 9 各種検査を提出しよう
——関節痛のある患者で提出すべき検査とは？

☐→ 単関節炎が認められた場合には，化膿性関節炎・結晶誘発性関節炎の評価目的の関節穿刺を行うことが必要です．

☐→ 多関節炎では関節リウマチの疾患頻度が高く，その他の自己免疫疾患のスクリーニングを併せて行います．そのため，多関節炎の評価として以下の項目を行うことが多いです．

> **多関節炎の評価項目**
> 一般採血（CRP，ESR含む）
> 尿検査（定性，沈渣，g/Cr比）
> 甲状腺機能
> リウマトイド因子（rheumatoid factor；RF）
> 抗CCP抗体（anti-cyclic citrullinated peptide antibody；ACPA）
> 抗核抗体
> 手指・足趾の単純X線写真撮影
> 疼痛部位の単純X線写真撮影

☐→ **表3**（次頁参照）に挙げる検査が陽性であった場合，診断に至る1つのヒントになりえます．しかし，盲目的な検査提出は検査値陽性に振り回される可能性が高いため，病歴・所見から疑った検査に絞ることが望ましいです．

☐→ また，**表3**の検査の陰性によって疾患が除外できるかどうかは事前確率の見積もりによるため，注意が必要です（RF，ACPA陰性の早期関節リウマチなどが好例）．

表3 ▶ 関節痛患者で検査すべき項目

	検査すべき項目	何を評価するのか（鑑別疾患）
画像検査	疼痛関節の単純X線写真	骨びらん，骨折，変形
	両膝，両手関節，恥骨結合の単純X線写真	偽痛風
	疼痛関節の関節超音波，MRI	滑膜の炎症所見，骨びらん
	脊椎，仙腸関節単純X線写真，MRI	強直性脊椎炎，乾癬性関節炎
	胸部単純X線写真	間質性肺炎合併，サルコイドーシス
関節液検査，血液培養検査	関節穿刺	炎症性関節炎が存在し，化膿性関節炎／結晶誘発性関節炎の有無の評価が必要な場合
	関節液中細胞数	炎症性関節炎全般
	関節液偏光顕微鏡	結晶誘発性関節炎
	関節液グラム染色，関節液培養	化膿性関節炎
	血液培養	化膿性関節炎，感染性心内膜炎，淋菌性関節炎
血液検査	一般採血（CRP，ESR含む），甲状腺機能，尿検査（定性，沈渣，g/Cr比）	炎症性関節炎全般
	リウマトイド因子，抗CCP抗体	関節リウマチ
	抗核抗体	自己免疫疾患全般（全身性強皮症，シェーグレン症候群，全身性エリテマトーデスなど）
	CK，抗ARS抗体（Jo-1など），針筋電図，筋生検	皮膚筋炎
	ガムテスト，シルマーテスト，抗SS-A/B抗体	シェーグレン症候群
	抗RNP抗体	混合性結合組織病
	針反応，HLA-B51	ベーチェット病
	抗ds-DNA抗体，抗Sm抗体，補体	全身性エリテマトーデス
	抗セントロメア抗体，抗scl-70抗体	全身性強皮症
	パルボウイルスB19 IgM	パルボウイルス感染症

CRP：C-reactive protein（C反応性蛋白）
ESR：erythrocyte sedimentation rate（赤血球沈降速度）
CCP：cyclic citrullinated peptide（抗環状シトルリン化ペプチド）
CK：creatine kinase（クレアチンキナーゼ）
RNP：ribonucleoprotein（リボ核蛋白質）
HLA-B51：human leukocyte antigen（ヒト白血球抗原）-B51
ds-DNA：double stranded-DNA
Sm：Smith
scl-70：scleroderma-70

●文　献
1) Kelley's Textbook of Rheumatology. 9th ed. Firestein GS, et al, ed. Elsevier Saunders, 2012.

1章 膠原病症状を疑ったら？ どうアプローチする？

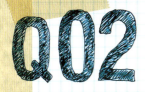

Q02 膠原病の呼吸器症状って？

北村浩一

- ◉「膠原病の特異的な呼吸器症状」はない。したがって，症状や所見の組み合わせで膠原病を疑おう。
- ◉呼吸器症状を具体的にグループ分けすると？
  - 呼吸困難感
  - 胸痛
  - 喀痰／咳嗽
  - 血痰／喀血
  - 喘鳴
- ◉「原因不明」の呼吸器症状ないし「治療抵抗性肺炎」を認めた場合，必ず膠原病を考えよう。
- ◉特に呼吸器系と関連のある膠原病疾患は？
  - 関節リウマチ
  - シェーグレン症候群
  - 全身性エリテマトーデス（SLE）
  - 多発性筋炎／皮膚筋炎
  - 混合性結合組織病
  - 全身性強皮症
  - 血管炎
- ◉膠原病の呼吸器疾患の緊急事態とは？
  - 急性間質性肺炎
  - 肺胞出血

呼吸器症状を訴える場合は膠原病疾患も想定する！

- 膠原病疾患患者の呼吸器症状はいずれも非特異的です．だからこそ，すべての呼吸器症状を訴える患者をみたら，必ず一度は膠原病疾患を想定しなければなりません．
- 本項では，早期に診断しないと見逃す疾患を重点的に解説しますので，膠原病疾患と呼吸器症状への理解を深めましょう．

● 診断のポイント

- 膠原病の疾患頻度は低いですが，経過観察された結果致死的となる疾患があります．特に多臓器にわたることが多いため，膠原病患者のreview of system (ROS)（表1）を利用した病歴聴取や，皮膚，爪，関節に重点を置いた詳細な身体診察を行いましょう．
- 検査は採血，画像検査，病理検査を駆使して総合的に評価することが必要です[1]．

表1 ▶ 膠原病患者のreview of system

症状	鑑別疾患
安静時に増悪する関節痛，30分以上の朝のこわばり	関節炎，関節周囲炎を意味する．多くの膠原病疾患を含む．
日光過敏	SLE
皮膚症状	RA（リウマトイド結節），SLE（蝶形紅斑，凍瘡様紅斑，潰瘍），全身性強皮症（皮膚硬化，指先潰瘍），PM/DM（ヘリオトロープ疹，ゴットロン徴候，鞭打ち様紅斑，機械工の手），ベーチェット病（座瘡様皮疹，結節性紅斑），浸潤を触れる紫斑（血管炎），網状皮斑（結節性多発動脈炎，抗リン脂質抗体症候群），皮膚潰瘍（結節性多発動脈炎）
眼症状	ぶどう膜炎：強直性脊椎炎，ベーチェット病，シェーグレン症候群 強膜炎：ANCA関連血管炎
レイノー現象	全身性強皮症，SLE，MCTD，シェーグレン症候群，PM/DM
副鼻腔炎，中耳炎	GPA，EGPA
sicca（ドライアイ，唾液分泌低下）	シェーグレン症候群
口腔粘膜の再発性アフタ性潰瘍	ベーチェット病（有痛性），SLE（無痛性）
筋症状（筋肉痛，筋力低下）	PM/DM
多発性単神経炎症状 例：左のdrop foot（腓骨神経麻痺）と右のdrop hand（橈骨神経麻痺など）	ANCA関連血管炎（MPA，GPA，EGPAなど）

RA：rheumatoid arthritis（関節リウマチ）
PM：polymyositis（多発性筋炎）／DM：dermatomyositis（皮膚筋炎）
ANCA：antineutrophil cytoplasmic antibody（抗好中球細胞質抗体）
GPA：granulomatosis with polyangiitis（多発血管炎性肉芽腫症）
EGPA：eosinophilic granulomatosis with polyangiitis（好酸球性多発血管炎性肉芽腫症）
MPA：microscopic polyangiitis（顕微鏡的多発血管炎）

□→ 膠原病に関連する間質性肺炎（connective tissue disease related interstitial lung disease；CTD-ILD）の予後は特発性間質性肺炎に比較して良好であることからも，早期診断・治療を行うことで患者の転帰をよくすることにつながります[1]。

症例をみてみよう！① 82歳，女性

既往歴なく，喫煙歴・アルコール摂取歴なし。来院3週間前からの全身倦怠感，1週間前からの乾性咳嗽，呼吸困難感で前医を受診した。胸部X線検査で肺炎と診断され，セフトリアキソン（1g）を24時間ごとと，アジスロマイシン（500mg）を3日間内服した。しかし呼吸状態は徐々に悪化し，第4病日に気管挿管管理となった。

●→ 症例①をグループ分けしてみよう

□→ 症例①をグループ分けすると，呼吸困難感，咳嗽になります。
□→ 表2は，咳がどういうメカニズムで起こるかを想定した上で考えるべき疾患を列挙したものです。

表2 ▶ 咳嗽と膠原病

咳反射を起こす4部位		考えるべき疾患
気道粘膜	気管の病変	膿性鼻汁のたれ込み➡EGPA，GPA，気管狭窄➡再発性多発軟骨炎
	気管支の病変	気管支拡張症➡RA，慢性気管支炎，細気管支炎➡RA，気管支喘息➡EGPA
	肺胞・実質の病変	肺胞出血➡SLE，血管炎，間質性肺炎➡ほとんどの膠原病，肉芽腫➡GPA
胸膜		胸膜炎➡RA，SLE，AOSD，MCTD，血管炎，肺塞栓➡抗リン脂質抗体症候群
心膜		心膜炎➡RA，SLE，AOSD，MCTD，血管炎
食道		逆流性食道炎➡MCTD，SSc

AOSD：adult onset Still's disease（成人Still病）
SSc：systemic sclerosis, scleroderma（全身性強皮症）

症例①続き

再度診察を行ったところ，爪囲紅斑，爪郭毛細血管拡張の所見（図1）が認められた。

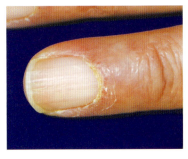

図1 ▶ 症例①でみられた爪囲紅斑，爪郭毛細血管拡張

加えて，胸部X線検査（図2A）およびCT検査（図2B）を実施した．

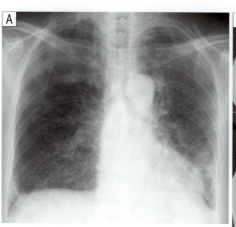
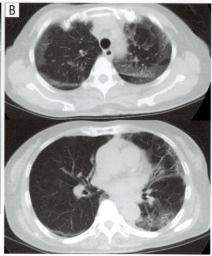

図2 ▶ 症例①の胸部X線検査（A）およびCT検査所見（B）

● 爪囲紅斑

☐→ 詳細は他項に譲りますが，爪囲紅斑と爪郭毛細血管拡張を認めた場合は皮膚筋炎を積極的に疑います．また，SLE，シェーグレン症候群でも認められることがあります（☞ Q20，22，23）．

1 膠原病に関連する間質性肺炎（CTD-ILD）

☐→ 膠原病由来の間質性肺炎の総称をCTD-ILDと呼びます．ここでは，感染や心不全を含めた鑑別は済んでいるという前提でCTD-ILDに焦点を絞ります．

☐→ CTD-ILDを疑った際には，より詳細な問診，身体診察，血液検査（**表3**[2]），画像検査を考慮する必要があります．

表3 ▶ 膠原病関連の間質性肺炎を疑った時点での採血項目

スクリーニング	血算，電解質，BUN，Cr，肝機能，尿検査，CK，アルドラーゼ，ESR，CRP，免疫グロブリン，心電図，経胸壁心エコー検査
血清学検査	抗核抗体，間接蛍光抗体法 RF，抗CCP抗体，抗SS-A/SS-B（Ro/La）抗体，抗Scl-70抗体，抗セントロメア抗体，抗RNP抗体，抗ARS抗体（Jo-1など），MPO/PR3-ANCA

ARS：aminoacyl tRNA synthetase（抗アミノアシルtRNA合成酵素）
MPO（myeloperoxidase）／PR（proteinase）

（文献2より引用）

□→ CT検査はきわめて重要であり，肺の二次小葉を考えながら画像所見を評価します。特に4つのパターン（UIP，NSIP，OP，DAD）（**表4**[3]，**図3**）が重要であり，このパターンに当てはめて疾患を想定します．なお，混在する疾患が診断時に認められる場合は，容易にパターン化できないことに注意しましょう．

表4 ▶ 膠原病に伴う間質性肺炎

病理学的／放射線分類と疾患	全身性強皮症	多発性筋炎／皮膚筋炎	シェーグレン症候群	関節リウマチ	全身性エリテマトーデス	混合性結合組織病
UIP（特発性肺線維症）	++	++	+	++	+	+
NSIP（非特異性間質性肺炎）	++++	++++	+	+	++	++
OP（特発性器質化肺炎）	+	++	+	+	+	−
DAD（急性間質性肺炎）	+	++	+	+	++	−
LIP（リンパ球性間質性肺炎）	−	−	+++	−	−	−

+：頻度高い，−：ごくわずか

(文献3より引用)

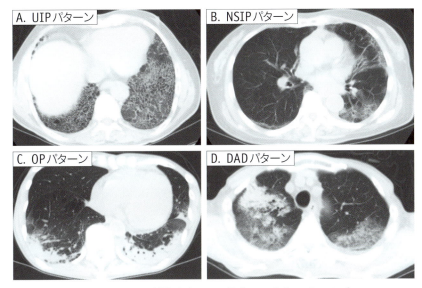

図3 ▶ 膠原病に関連する間質性肺炎のCT検査でみられる4つのパターン

● → **UIP（usual interstitial pneumonia；通常型間質性肺炎）パターン**

□→ 末梢側，胸膜直下ないし肺底部，牽引性気管支拡張，蜂巣肺が認められます．

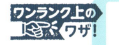

以下のことを確認しましょう．以下の所見はUIPに特徴的です．
- 上中肺野には所見がない
- 気管支血管周囲優位ではない
- 多発する粒状影は認められない

また，粗大なhoneycombに囊胞性病変を認めた場合，RAである場合が多いです．

- **NSIP (nonspecific interstitial pneumonia；非特異性間質性肺炎) パターン**
  - UIPパターンとの鑑別点として，下葉優位ではあるが様々な分布，気管支血管周囲優位，牽引性気管支拡張を伴う不規則な網状影，胸膜直下は侵されないことが約半数に認められます．
  - UIP，剝離性間質性肺炎，特発性器質化肺炎（cryptogenic organizing pneumonia；COP）を鑑別します．

> **ワンランク上のワザ！**
> NSIPパターンにOPの要素を認めた場合に，CTD-ILDの可能性が高まります．
> 胸腹直下には病変が少ないすりガラス陰影に加えて細かい網状影を認める場合は，全身性強皮症である可能性が高いです．
> 気管支血管周囲束から胸膜直下に広がる浸潤影に加えて網状影を認める場合は，PM/DMを疑います．

- **OP (organizing pneumonia；器質化肺炎) パターン**
  - 両側性，斑状浸潤影，胸膜直下や気管周囲に分布する斑状の浸潤影を呈します．

> **ワンランク上のワザ！**
> OPが先行するILDの代表としてRAがあります．病理診断が有用であり，肺胞にポリープ状の器質化が認められます．

- **DAD (diffuse alveolar damage；びまん性肺胞傷害) パターン**
  - 進行性のびまん性すりガラス陰影，牽引性気管支拡張，肺構造のねじれを特徴とする浸潤影を伴うことが多いです．

> **ワンランク上のワザ！**
> 病理診断が有用です．びまん性の分布，時相は均一，硝子膜を形成することが他疾患との鑑別点です．

症例①続き

CKの上昇は認められず，抗Jo-1抗体陰性，抗核抗体陰性であった．また，胸部CT検査で，びまん性，進行性の網状影を認めた．しかし，皮膚所見，骨破壊を伴わない関節炎，炎症反応軽度上昇から筋炎症状に乏しい皮膚筋炎と診断した．直ちに膠原病内科に相談し，ステロイド，シクロホスファミド，タクロリムスによる治療が開始された．

● 症例①のワンポイント──PM/DMと呼吸器症状

- □ CKが上昇しない皮膚筋炎が存在し，間質性肺炎を合併することが多く，膠原病エマージェンシーの1つです．
- □ clinically amyopathic dermatomyositis (CADM) とは，半年以上皮膚症状があるにもかかわらず，筋炎所見に乏しいDM (CADM) を指します．
- □ PM/DMでは，抗Jo-1抗体は30%しか陽性になりません．
- □ 筋炎の臨床症状と自己抗体には密接な関係があります．特に間質性肺炎を呈する患者には抗ARS抗体，抗MDA5抗体が関与していると言われています．抗MDA5抗体はCADMの50〜70%に認められます．
- □ 抗MDA5抗体陽性者は，皮膚潰瘍や掌側の有痛性の丘疹が認められることが特徴です．
- □ CKが上昇している患者の1年生存率は89%であるのに対し，CK正常群は31%と予後不良です．
- □ 本来PM/DMはNSIPパターンが最も多いですが，CADM群においてはDADパターンを呈し，急性間質性肺炎となることもあります．
- □ 治療はステロイドに加えて，シクロスポリンやシクロホスファミドを併用します．

症例を みてみよう！②　**79歳，男性**

既往歴なく，生活歴特記事項なし．来院2週間前からの全身倦怠感で来院し炎症反応高値で入院となった．第7病日から元気がなくなり酸素化不良となった．胸部X線検査で像を認めた．

● 症例②をグループ分けしてみよう

- □ 症例②をグループ分けすると，咳，血痰になります．
- □ 身体所見（図4），胸部X線検査（図5A），胸部CT検査（図5B），血液・尿検査結果を示します．

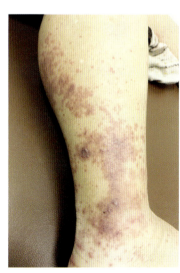

図4 ▶ 浸潤を触れる両下腿の紫斑

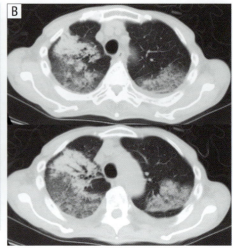

図5 ▶ 症例②の胸部X線検査（A）およびCT検査所見（B）

症例②続き

血液検査所見

WBC 8,000/μL, Hb 10.8g/dL, Plt $18.2×10^4$/μL, 電解質正常, BUN 20.6mg/dL, Cr 1.8mg/dL（患者の本来の値0.6mg/dL）, CRP 3.8mg/dL, ESR 96mm/時。

尿検査所見

定性：潜血3+, 蛋白1+, 沈渣：赤血球円柱5〜10/hpf。

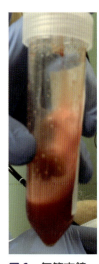

□→ 気管支肺胞洗浄（BAL）では3回行った気管支肺胞洗浄液がより赤くなりました（図6）。肺胞出血を示唆しています。

図6 ▶ 気管支鏡検査結果

2 膠原病に関連する肺胞出血

□→ 間質性肺炎と区別すべき疾患の中に肺胞出血があります。

□→ 肺胞出血の原因鑑別は多岐にわたりますが，背景に膠原病疾患が認められないかを考えましょう[4]。

□→ 基礎疾患の鑑別に結核も想定されているので，隔離の是非を検討しましょう。

□→ 非特異的な症状を呈することも多いですが，喀血患者ないし原因不明の鉄欠乏性貧血，かつ新たな浸潤影を認めた場合には肺胞出血を考えましょう。

- 3分の1は血痰が存在しない肺胞出血と言われています。
- 肺胞出血を呈する膠原病疾患はSLEとANCA関連血管炎（MPA，GPA）があります。
- 検査では抗核抗体（ANA），リウマトイド因子（RF），抗ds-DNA抗体，抗リン脂質抗体，MPO/PR3-ANCA，抗GBM抗体の提出を検討しましょう。
- 肺胞出血は気管支肺胞洗浄液の赤みがしだいに濃くなる，ないしプルシアンブルー染色で担鉄細胞（ヘモジデリン貪食マクロファージ）が20％以上認められた場合に確定診断となります。

症例②続き

本症例は，血痰が認められたことと気管支肺胞洗浄液の結果から肺胞出血と診断した。背景として紫斑の存在，顕微鏡的血尿かつ進行する腎機能障害が認められ，提出していたMPO-ANCAが110単位と高値であった。MPAと診断し，ステロイドと血漿交換，リツキシマブで治療開始した。

● 症例②のワンポイント ── ANCA関連血管炎と呼吸器症状

- 血管炎の診断では全身症状と罹患血管のサイズに応じた症状を確認する必要があります。特に肺と腎臓が同時に影響を受ける場合，小血管炎を疑いましょう。
- 小血管炎の代表疾患はANCA関連血管炎（MPA，EGPA，GPA）です。
- また，二次性の血管炎（感染症など）も考慮しましょう。
- 日本では欧米と異なり，MPAの頻度が高いです。60歳以上に認められることが多いです。
- MPAでのANCA陽性率は80％であり，陰性もありえます。
- 採血ではESR，CRPの上昇が認められ，かつ尿潜血・蛋白，円柱が認められることがあります。
- 胸部X線検査ではすりガラス陰影や片側性の浸潤影など様々であり，胸部CT検査ではUIPパターンを呈することが多いですが，画像のみでは診断できません。

症例の最終診断とまとめ

> 症例①：筋炎所見の乏しい皮膚筋炎（CADM）に伴う間質性肺炎
> 症例②：ANCA関連血管炎であるMPAに伴う肺胞出血

- 症例①②は膠原病エマージェンシーといってもよい状況です．積極的に介入しない限り患者さんが死亡してしまう疾患でもあります．
- 臨床医が認識しておくべき点は，膠原病の呼吸器症状に特徴的な所見は認められないことです．また，説明がつかない呼吸器症状を認めた場合には病歴聴取，身体診察，検査を繰り返すことで背景の膠原病疾患を見抜くことが可能になります．
- また，間質性肺炎先行型の膠原病もあるため，過去の特発性間質性肺炎の診断にこだわることなく積極的に再評価する姿勢も重要です．
- 最後に，病歴から診断を考えるだけでなく，疾患ごとの呼吸器症状についてまとめることで，より診断の精度を向上させることにもつながります（**表5**)[5]。

表5 ▶ 膠原病に伴う肺疾患

疾患	呼吸器病変
全身性エリテマトーデス	肺胞出血，胸膜炎，間質性肺炎
関節リウマチ	気管狭窄，間質性肺炎，リウマチ結節，メトトレキサートによる薬剤性肺炎
全身性強皮症	間質性肺炎，肺高血圧症
多発性筋炎／皮膚筋炎	間質性肺炎，CADMによる間質性肺炎，嚥下機能低下による誤嚥性肺炎，呼吸筋力低下による肺胞低換気
シェーグレン症候群	気道粘膜乾燥による咳嗽，間質性肺炎
多発血管炎性肉芽腫症	副鼻腔炎，鼻出血，舌根部狭窄，間質性肺炎，肺胞出血
好酸球性多発血管炎性肉芽腫症	肺胞出血，間質性肺炎，胸膜炎，アレルギー性鼻炎，喘息
ベーチェット病	血管炎から発症する肺動脈瘤，出血，肺血栓塞栓症
顕微鏡的多発血管炎	間質性肺炎，肺胞出血

（文献5より引用）

●文 献
1) Fischer A, et al：Lancet 380(9842)：689-698, 2012.
2) Antin-Ozerkis D, et al：Clin Chest Med 33(1)：123-149, 2012.
3) Tzelepis GE, et al：Eur Respir J 31(1)：11-20, 2008.
4) Slobodin G, et al：Emerg Med J 23(9)：667-671, 2006.
5) Crestani B：Allergy 60(6)：715-734, 2005.

1章 膠原病症状を疑ったら？ どうアプローチする？

Q03 膠原病の皮膚・爪症状って？

岩波慶一

● 膠原病に診断的価値の高い皮膚・爪の所見は？
- 爪囲紅斑
- 爪郭毛細血管拡張
- 爪上皮出血点
- 関節伸側・屈側の丘疹，紅斑
- 背部の掻爬痕に沿った紅斑
- 皮膚硬化

症例を みてみよう！

37歳，男性

来院1カ月前から両手指爪囲，両手掌，近位指節間（PIP），中手指節（MCP）屈側，鼻孔周囲に角化性紅斑が出現。その後，背部に瘙痒を伴う皮疹，多関節痛を認めるようになった。

1 膠原病に診断的価値の高い皮膚・爪の所見がこれ！

●→ 爪囲紅斑（図1A）

- □→ 爪甲周囲の紅斑です。ささむけ様になることもあります。
- □→ 皮膚筋炎に多く認める所見です。

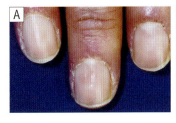
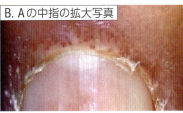

図1 ▶ 爪囲紅斑（A）と爪郭毛細血管拡張（B）

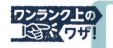
手指は物理的・化学的刺激を受ける部位であり，膠原病以外の原因でも皮膚炎，さ
さむけを呈することがありますが，爪囲紅斑と爪郭毛細血管拡張を見つけたら皮
膚筋炎である可能性が高いと言えます．全身性強皮症では爪囲紅斑を伴わない爪
郭毛細血管拡張をよく認めます．肉眼でも確認可能なことがありますが，拡大鏡，
ダーモスコープで観察すると見逃しが少なくなります（図1B）．

● 爪上皮出血点

- 爪上皮（甘皮）に認める黒色の点状出血点です（図2）．
- 外傷でも認めることが多いのですが，複数の手指に認めたら膠原病である可能性が高いです．
- 皮膚筋炎，全身性強皮症，混合性結合組織病に認めます．

● 関節伸側・屈側の丘疹，紅斑

- 関節伸側に丘疹を認めたらゴットロン丘疹，角化性紅斑を認めたらゴットロン徴候と言います（図3A）．
- 手指関節の屈側にも同様の所見を認めることがあり，逆ゴットロン徴候と言います（図3B）．この所見を認めたら間質性肺炎の合併を疑います．
- 刺激を受ける部位に好発し，PIP，MCP，肘関節，膝関節に認めることが多いです．
- 悪化すると痂皮，皮膚潰瘍を認めます．この所見を認めたら皮膚筋炎を疑います．
- 鑑別は乾癬，接触性皮膚炎です．

● 背部の掻爬痕に沿った紅斑

- 背部に瘙痒を伴う掻爬痕に沿った紅斑は，むち打ち様紅斑（図4）と言います．ケブネ

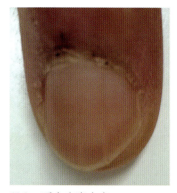

図2 ▶ 爪上皮出血点

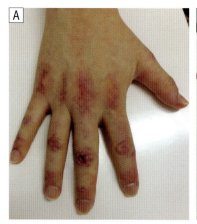
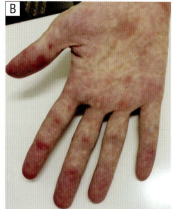

図3 ▶ ゴットロン丘疹およびゴットロン徴候（A）と逆ゴットロン徴候（B）

ル現象の一種と考えられています。
- □→ この所見を認めたら皮膚筋炎，成人Still病を疑います。
- □→ 膠原病以外ではしいたけ皮膚炎，ブレオマイシン皮膚炎，薬疹で認めることがあります。

● → 皮膚硬化
- □→ 手指からMCPを超える皮膚硬化は全身性強皮症，混合性結合組織病を疑います。
- □→ 早期には皮膚硬化としてではなく，浮腫として認められます。
- □→ 手指の循環不全により指尖部潰瘍（図5）や陥凹性瘢痕を伴うことがあります。

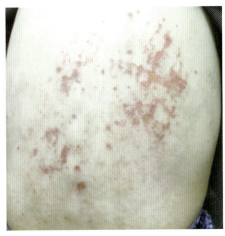

図4 ▶ むち打ち様紅斑

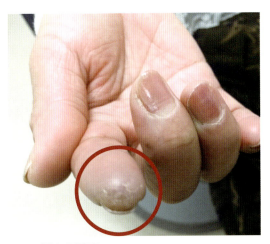

図5 ▶ 指尖部潰瘍

2 膠原病に特異的ではないが，疑わしい皮膚・爪の所見がこれ！

● → レイノー現象
- □→ 寒冷刺激によって手指・足趾の皮膚が蒼白，紫になる現象です。
- □→ 混合性結合組織病，全身性強皮症では高率に認めます。全身性エリテマトーデス（SLE），シェーグレン症候群，多発性筋炎/皮膚筋炎でも認めることがあります。
- □→ 基礎疾患を認めない原発性レイノー病との鑑別を要します。左右非対称性に出現し，爪郭毛細血管拡張，壊死がみられ，抗核抗体が陽性の場合は膠原病によるレイノー現象を示唆します。
- □→ 膠原病以外では，内分泌疾患，血液疾患，動脈硬化，胸郭出口症候群，薬剤により出現することがあります。

- ● 光線過敏症
  - □ 紫外線曝露後に出現，悪化する皮膚病変の総称です。
  - □ 膠原病ではSLE，皮膚筋炎，シェーグレン症候群に出現します。
  - □ 鑑別としては，日光皮膚炎（日焼け），多形日光疹，光線過敏型薬疹，日光蕁麻疹，慢性光線性皮膚炎，晩発性皮膚ポルフィリン症が挙げられます。

- ● 顔面紅斑
  - □ 鼻根部をまたぐ頬部紅斑（蝶形紅斑）（図6）はSLEにおいて診断的価値の高い所見ですが，典型的な蝶形紅斑を呈さない場合もあります。
  - □ 皮膚筋炎でも顔面紅斑を呈することは多く，SLEとの鑑別が重要になります。皮膚筋炎では鼻唇溝を含むことが多く，SLEでは鼻唇溝を含まない紅斑であることが多いとされます。
  - □ そのほか鑑別で重要なのは，酒皶，脂漏性皮膚炎，光線過敏型薬疹，接触性皮膚炎，アトピー性皮膚炎，伝染性紅斑，丹毒が挙げられます。

- ● 環状紅斑
  - □ 辺縁が隆起した環状の浸潤性紅斑で，SLE，シェーグレン症候群では露光部に好発します。
  - □ 抗SS-A抗体との関連が示唆されています。
  - □ 鑑別は，多形滲出性紅斑，内臓悪性腫瘍，ライム病，乾癬などです。

- ● 円板状紅斑
  - □ 頭部，顔面，耳，前胸部など露光部に好発する表皮の変化（鱗屑，びらん）を伴う病変で，円板状エリテマトーデスとも称されます（図7）。
  - □ SLEに認めることがありますが，SLEに至らない皮膚エリテマトーデスに多く認めます。

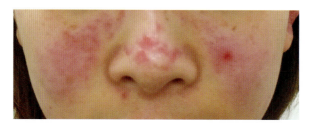

図6 ▶ 頬部紅斑

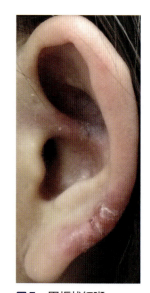

図7 ▶ 円板状紅斑

眼瞼の浮腫性紅斑

- 眼瞼に出現する浮腫性紅斑で，皮膚筋炎ではヘリオトロープ疹と称されます。白色人種では紫紅色を呈し，ヘリオトロープの花弁の色に類似することからその名が付けられましたが，黄色人種では赤褐色を呈することが多いです。
- 鑑別診断としては，アトピー性皮膚炎，多形日光疹，接触性皮膚炎，薬剤アレルギー（点眼薬を含む），脂漏性皮膚炎，眼瞼炎などが挙げられます。

凍瘡様皮疹

- 手指，足趾，鼻，耳に認める凍瘡様の皮疹です。
- 冬季に増悪しますが，春季にも残存する場合は凍瘡と区別します。
- 膠原病ではSLE，シェーグレン症候群に認めることがあります。
- 鑑別は凍瘡です。

爪床出血

- 爪床に認める黒色の出血です（図8）。出血の多くは黒色線条を呈します。
- 膠原病では全身性強皮症，SLE，抗リン脂質抗体症候群，皮膚筋炎，関節リウマチで認めることがあります。レイノー現象や肢端チアノーゼを合併する場合は膠原病の可能性が高まります。
- その他の原因としては，外傷，感染性心内膜炎，血液系悪性腫瘍，ビタミンC欠乏症，経口避妊薬の内服によるものがあります。

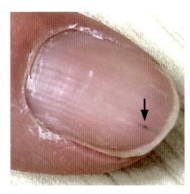

図8 ▶ 爪床出血

結節性紅斑

- 下腿伸側に好発する有痛性の脂肪織炎です。
- 膠原病および類縁疾患ではベーチェット病，サルコイドーシス，反応性関節炎，SLE，炎症性腸疾患，血管炎に認めることがあります。
- その他の原因としては溶連菌感染症，特発性，結核，マイコプラズマ，膵炎などがあります。

- ● 網状皮斑
  - □ 酸素飽和度の低い血液により静脈が拡張することによって生じます（図9）。
  - □ 病態として低酸素血症，動脈流入の低下，静脈流出の低下が考えられます。
  - □ 膠原病および類縁疾患では抗リン脂質抗体症候群，クリオグロブリン血症，全身性血管炎，SLE，皮膚筋炎，シェーグレン症候群などで認めます。
  - □ その他の原因疾患としては真性多血症，パルボウイルスB19感染症，コレステロール塞栓，敗血症性塞栓，カルシフィラキシスなどがあります。

- ● 触知性紫斑
  - □ 浸潤を触れる紫斑で下腿に好発します（図10）。
  - □ 小血管炎であることが多く，膠原病および類縁疾患ではIgA血管炎（旧名称：ヘノッホ・シェーンライン紫斑病），蕁麻疹様血管炎，ANCA関連血管炎，膠原病による二次性血管炎（SLE，シェーグレン症候群，関節リウマチ），ベーチェット病で認めます。
  - □ その他の原因疾患としては，感染性血管炎（感染性心内膜炎），薬剤性血管炎，腫瘍随伴性血管炎で認めます。

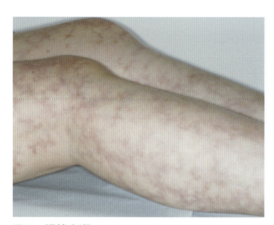

図9 ▶ 網状皮斑

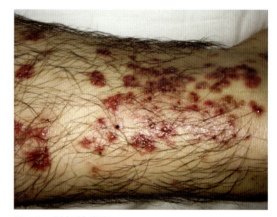

図10 ▶ 触知性紫斑

● 文 献

1) Ohtsuka T：Int J Dermatol 37(1)：23-26, 1998.
2) Hasegawa M：J Dermatol 38(1)：66-70, 2011.
3) Ingegnoli F, et al：Arthritis Rheum 58(7)：2174-2182, 2008.
4) Gregoriou S, et al：J Fam Pract 57(8)：509-514, 2008.
5) 上野征夫：リウマチ病診療ビジュアルテキスト．第2版．医学書院, 2008, p38-45.
6) 星　哲哉, 他：Hospitalist 2(2)：322-329, 2014.

1章 膠原病症状を疑ったら？ どうアプローチする？

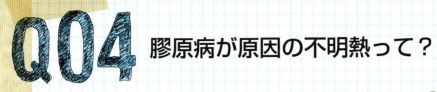

Q04 膠原病が原因の不明熱って？

竹之内盛志，萩野　昇

- ◉不明熱の原因疾患の約2割を膠原病が占める。
- ◉膠原病で高熱が出る疾患は？
  - 血管炎症候群
  - 全身性エリテマトーデス（SLE）
  - 成人Still病
  - ベーチェット病
  - 痛風・偽痛風
  - 周期性発熱疾患
- ◉膠原病で不明熱になりやすい疾患は？
  - 高安動脈炎
  - 結節性多発動脈炎
  - 巨細胞性動脈炎
  - SLE
  - 成人Still病
  - 周期性発熱疾患
- ◉不明熱になりやすい膠原病の特徴とは？
  - 自己抗体が陰性
  - 非特異的な所見しかない
  - 周期性に発熱がみられる
- ◉膠原病を診断する過程とは，感染症，悪性腫瘍，他疾患ではないという除外診断の道であり，特に悪性リンパ腫，結核などのmimickerに注意する。

1 不明熱とは？ (表1 [2])

- 不明熱は，50年以上前PetersdorfとBeesonにより，「①3週間以上発熱が続き，②何度か38.3℃以上となり（口腔内温度），③1週間の入院精査でも診断が確定しないもの」と定義されました．その30年後，医療の進歩に伴い，③の部分は「③3回の外来診療，または3日間の入院精査」に修正されました．
- "3週間以上"には，ウイルス感染症など自然寛解する発熱性疾患を除く意図があります．実臨床では，3週間，38.3℃など細かな定義にこだわる必要はありません．
- 不明熱とは，詳細な病歴聴取，丁寧な身体診察，一般的な採血・尿検査，超音波/造影CTなどでも原因がわからない，「すぐには特定できない発熱疾患・炎症性疾患の一群」と考えたらよいでしょう．
- 原因不明の炎症反応が持続し，体温が38.3℃を超えない一群を「不明炎症」と呼ぶこともあります．不明炎症をきたす疾患群と，不明熱のそれとは特に相違ないという報告[1]もあり，本項では不明炎症も広義の意味で不明熱に含めます．

表1 ▶ 不明熱の常連疾患

- 感染性心内膜炎
- 結核
- 腹腔内膿瘍
- CMV感染症
- EBV感染症
- リンパ腫
- 白血病
- 成人Still病
- 全身性エリテマトーデス
- リウマチ性多発筋痛症
- 巨細胞性動脈炎
- サルコイドーシス
- Crohn病
- 亜急性甲状腺炎
- 習慣性高体温症
- 薬剤熱

わずか16疾患が不明熱の最終診断の66％を占める．膠原病を赤字で表記した．
CMV：cytomegalovirus
EBV：Epstein-Barr virus
（文献2より改変）

● 不明熱の原因は？

- 不明熱の原因は，一般的に①感染症，②悪性腫瘍，③膠原病，④その他（薬剤熱，血腫・血栓，内分泌疾患，詐病，習慣性高体温症）などがあり，③膠原病は不明熱の原因疾患の約2割を占めるとされています．
- 不明熱の原因は多岐にわたりますが，わずか16疾患が最終診断の約7割を占めるという報告[2]もあります．患者の病態をとらえ不明熱になりやすい疾患を把握し，それらをきっちり除外しに行うことが診断の近道になります．

2 不明熱と膠原病 (表2 [3])

- 「膠原病＝発熱」というイメージがあるかもしれませんが，厳密に不明熱の定義を満

表2 ▶ 膠原病と発熱

しばしば高熱	血管炎症候群（高安動脈炎，巨細胞性動脈炎，結節性多発動脈炎，ANCA関連血管炎），全身性エリテマトーデス，成人Still病，ベーチェット病，痛風・偽痛風，周期性発熱疾患
通常は微熱	関節リウマチ，リウマチ性多発筋痛症，シェーグレン症候群，炎症性筋疾患，混合性結合組織病，脊椎関節炎，IgG4関連疾患，再発性多発軟骨炎，サルコイドーシス
発熱なし	全身性強皮症

ANCA：antineutrophil cytoplasmic antibody（抗好中球細胞質抗体）
不明熱になりやすい疾患を赤字で表記した。

（文献3より改変）

□→ たすほど高熱が出る膠原病は少ないです。

□→ 高熱が出る膠原病としては「血管炎症候群，SLE，成人Still病，ベーチェット病，痛風・偽痛風，周期性発熱疾患」があります。

□→ リウマチ性多発筋痛症（polymyalgia rheumatica；PMR）はほとんどのケースで微熱ですが，巨細胞性動脈炎を合併すると高熱が出ることがあります。

□→ 炎症性筋疾患のうち抗ARS抗体陽性の筋炎（抗ARS抗体症候群）は，しばしば高熱を伴います。

□→ 診断が難しく不明熱をきたしやすい代表的な疾患は，高安動脈炎，結節性多発動脈炎，巨細胞性動脈炎，SLE，成人Still病，周期性発熱疾患です。

□→ これらをはじめとした膠原病が不明熱の原因になりやすい理由について，以下で解説します。

●→ 不明熱の原因になりやすい理由は？

① 自己抗体が陰性（図1 [4, 5]）

□→ SLEを除いて，不明熱になりやすい疾患のほとんどは自己抗体が陰性です。小血管炎であっても，ANCA陰性の場合は診断に遅れが出ます。

□→ 成人Still病は強く疑っても，症状，検査所見が非特異的なため，悪性リンパ腫や感染症などを慎重に除外する必要があり，結果的に不明熱の定義を満たします。

② 非特異的な症状のみ

□→ 中血管，大血管に限局する血管炎は，発熱や倦怠感など非特異的な症状しかないことがあります。このカテゴリーの不明熱をみたら，若者では高安動脈炎，中年では結節性多発動脈炎，高齢者では巨細胞性動脈炎を積極的に診断しに行きます。

③ 発熱が周期性

□→ 発熱が周期性だと短期的には自然寛解するため，精査が進みにくくなります。

□→ 自己炎症性疾患の中の家族性地中海熱をはじめとした周期性発熱疾患は，稀とは言われていますが正確な疫学はわかっていません。診断するための知識を身につけておく

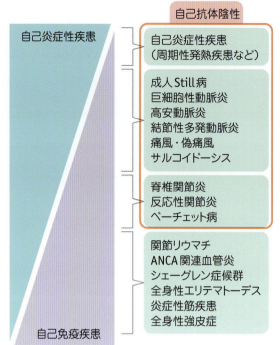

図1 ▶ 自己炎症と自己免疫
自然免疫系が関わる自己炎症性疾患の性格が強い疾患は，自己抗体陰性の場合が多く，不明熱になりやすい．採血でわからない膠原病は多い．
〔McGonagle D, et al：PLoS Med 3(8)：e297, 2006より一部改変〕（文献5より引用）

④ **疾患知識がない**

□→ 膠原病の多くは，知識があれば疑うことは容易ですが，知識がないと診断することはできません．

□→ PMRは全身の滑液包炎，痛風・偽痛風は単〜少関節炎，小血管炎は全身の小血管の閉塞・出血の所見を認めます．

□→ ベーチェット病に口内炎は必発で，皮膚・眼・陰部所見もしばしば伴い，抗ARS抗体症候群では筋炎，間質性肺炎に加え，関節炎や機械工の手など特徴的な症状が出現します．

3　不明熱の膠原病検査――mimickerを除外せよ

症例をみてみよう！

35歳，男性

主訴：発熱，右大腿痛

現病歴：来院2カ月前から右大腿痛と38℃前後の発熱が生じ，1カ月前に近医で抗核抗体640倍，抗ds-DNA抗体陰性，抗Sm抗体18.8 U/mLとの検査結果から，SLEと診断された．来院2週間前にプレドニン®30 mg/日が開始され，その後会話が噛

み合わないなどの精神症状が出たため，総合病院の救急外来を受診した。CTで両肺野に多発粒状影，右大腿筋内の造影増強像，痰と右大腿膿瘍から結核菌が同定され，粟粒結核，右大腿結核性筋炎と診断された。結核の治療後，特異抗体は陰性化し，SLEを疑う症状は消失した。

- 不明熱に診断ガイドラインや推奨はなく，確立した診断手法もありません。不明熱になりうる個々の疾患の知識を日々の診療で積み重ね，症例ごとに丁寧に所見を集め，挙がってきた鑑別診断に必要な画像検査，病理検査を行います。
- <u>膠原病の診断は，感染症と悪性腫瘍を除外することが前提です</u>（**表3**[5,6]）。特に注意すべきmimickerには悪性リンパ腫，結核，感染性心内膜炎（infective endocarditis；IE），HIV，梅毒があります。典型的な血管炎，成人Still病，SLE，PMRの臨床像であっても，IEを念頭に膠原病の診断時には必ず血液培養を2セット採取します。
- 結核を含めた感染症，年齢相応の悪性腫瘍や鑑別に挙がる悪性腫瘍を除外します。
- IEはANCA陽性になることもあり，結核に至ってはANCAに加えSLEやAPSの抗体が陽性になることがあります[7]。自己抗体が陽性であっても各種検査の感度と特異度を把握し，患者の全体像を大切にして1つの陽性所見に引っ張られないようにしましょう。<u>膠原病は常に除外診断です</u>。

表3 ▶ 注意すべき非膠原病疾患

熱が出やすい悪性腫瘍	●血液腫瘍，肝臓癌・腎細胞癌・副腎腫瘍，巨大な大腸癌，進行癌（特に肝転移）
不明熱になりやすい感染症	●膿瘍 ●血管内感染症・静脈炎，感染性心内膜炎，細菌性動脈瘤 ●細胞性免疫低下患者の細胞内感染症・結核，サルモネラ，ヘルペスウイルス，梅毒，一部の深在性真菌症，クラミジア，リケッチア
血管炎様所見をとることがある非膠原病疾患（皮膚血管炎が多い）	●感染症：亜急性感染性心内膜炎，結核，梅毒，HIV，HTLVなど ●腫瘍：血液腫瘍（骨髄異形成症候群，多発性骨髄腫，慢性骨髄性白血病），腫瘍随伴症候群（肺癌，腎細胞癌，前立腺癌，乳癌など），心房粘液腫

（文献5，6を参考に作成）

膠原病とPET

- PETによる不明熱の精査では，有用性25～69％，感度91％，特異度80％という報告[8]があります。直径4mm以上の血管の炎症評価に優れていて，大血管炎のPETの感度は65～100％，特異度77～99％という報告[9]があります。
- 大血管炎の評価はCTやMRIと同程度，またはそれ以上の感度があり，特に活動性の高い血管炎をみるのに秀でています。直径2.5mm未満の血管の炎症では陽性になりにくく，結節性多発動脈炎やANCA関連血管炎などの小中血管炎では偽陰性になります。

- 成人Still病はPETで全身のリンパ節，脾臓，骨髄，関節などに異常集積を認めることはありますが，特異性は低く，他疾患との鑑別に役立つことは少ないです。

PETの使いどきは？

①診断がつかず，所見を取り直しても次の検査が思いつかないとき
②生検部位が決まらないとき
③造影剤やMRIが禁忌，人工物のインプラントがあるなど，CTやMRIでの評価が困難なとき
④大血管炎を強く疑っているのに他の画像検査で炎症所見がはっきりしないとき

- 診断期間の短縮を考えると，必ずしもコストが高くなるわけではないですが，被曝や偽陽性には十分に注意が必要で，PETの適応は慎重な姿勢も大切です。

4 経過観察も診断のプロセス

- 診断に難渋する不明熱の多くは，少し稀な疾患の非典型的な症例がほとんどです。命に関わる疾患，致命的な臓器障害を引き起こす疾患に気をつけながら，安易な推論に基づくステロイド治療の開始はできるだけ避けましょう。
- 診断がつかない場合も，病態を自分なりにしっかりとらえ，思考停止することを避け，経過中に新たな所見が出てくるのを待ちましょう。
- 治療を開始した場合も，治療経過がその疾患と矛盾がないか，慎重に経過をみます。実はリンパ腫ではないか，感染症（特に結核）だったら最悪だ――そう怯えながらの経過観察は膠原病診療の大切な診断のプロセスの1つです。

●文 献

1) Vanderschueren S, et al：Eur J Intern Med 20(4)：415-418, 2009.
2) Vanderschueren S, et al：Arch Intern Med 163(9)：1033-1041, 2003.
3) 狩野俊和：Fever 発熱について我々が語るべき幾つかの事柄．大曲貴夫, 他編．金原出版, 2015, p145.
4) McGonagle D, et al：PLoS Med 3(8)：e297, 2006.
5) 青木 眞：レジデントのための感染症診療マニュアル．第3版．医学書院, 2015, p350-354.
6) Ball VG：Oxford Textbook of Vasculitis. 3rd ed. Ball VG, et al, ed. Oxford University Press, 2014, p569-585.
7) Elkayam O, et al：Int J Tuberc Lung Dis 11(3)：306-310, 2007.
8) Hellman DB：Kelley's Textbook of Rheumatology. 9th ed. Firestein GS, et al, ed. Elsevier Saunders, 2012, p1470-1471.
9) Vanderschueren S, et al：Clin Radiol 70(7)：787-800, 2015.

1章 膠原病症状を疑ったら？ どうアプローチする？

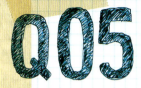

Q05 膠原病を疑ったらどの検査をオーダーすればいい？

中西研輔，金城光代

◉ 自己抗体をオーダーする前に
- 膠原病を，抗核抗体関連膠原病，血管炎，その他に分けて考える。
- 検査の感度・特異度を意識して，検査前確率を検討する。
- 自己抗体が陽性ならどうするのか，陰性ならどうするのか，診断確定および治療戦略を考えておく。

◉ どんなときに抗核抗体をオーダーする？
- 発熱・関節痛などの非特異的な臨床症状に加え，硬口蓋の無痛性びらんやゴットロン丘疹などの特異的な所見を認め，抗核抗体関連膠原病を疑った場合。
- 抗核抗体に特異的な可能性のある臓器病変（間質性肺炎や糸球体腎炎など）が先行した場合。

◉ どんなときにリウマトイド因子や抗CCP抗体をオーダーする？
- 慢性多関節炎や早期関節炎から関節リウマチを疑った場合。

◉ どんなときに抗好中球細胞質抗体をオーダーする？
- 紫斑や血尿などの臨床症状・検査結果から，小〜中血管炎を疑った場合。

症例を みてみよう！

25歳，女性

4週間前から両足の中足趾節（MTP）関節の腫脹と痛みが出現した。2週間前から近位指節間（PIP）関節・MCP関節にも同様の症状が出現。5日前からの発熱と2日前からの深呼吸時の前胸部痛を主訴に来院した。身体診察では，硬口蓋のびらんと末梢性多関節炎を認めた。

1 抗核抗体（anti-nuclear antibody；ANA）

● どんなときにオーダーする？

- 膠原病の中でも，ANA関連膠原病を疑った場合にオーダーします。ANA関連膠原病には，全身性エリテマトーデス（SLE），全身性強皮症，シェーグレン症候群，混合性結合組織病，多発性筋炎／皮膚筋炎が含まれます。

● ANAはどう測定する？

- スライドガラスに固定したヒト喉頭癌由来の培養細胞HEp-2と血清中のANAを，基質細胞中の核抗原と反応させます。ついでフルオレセイン標識抗ヒト免疫グロブリンとウサギポリクローナル抗体を反応させ，これにより生じた抗原・抗体・標識抗体結合物中のフルオレセインの蛍光染色パターンを蛍光顕微鏡で観察する蛍光抗体間接法を用います。
- ANAが検出される最高稀釈倍数を抗体価として定量します。

● スクリーニングにANAが有用な疾患は？

- SLEおよび全身性強皮症におけるANAの感度は，それぞれ99〜100％，97％と高く，スクリーニング検査として有用です。
- 混合性結合組織病，薬剤誘発性ループス，自己免疫性肝炎では，定義上ANA陽性が必須になります。
- シェーグレン症候群や多発性筋炎／皮膚筋炎では，ANAの感度はスクリーニングとして十分ではなく，陰性でも否定することはできません。

● ANA関連膠原病以外で陽性となる疾患や薬剤は？

- 甲状腺疾患（慢性甲状腺炎，バセドウ病）
- 慢性肝疾患（B型肝炎，C型肝炎）
- ウイルス性疾患（HIV，パルボウイルスB19など）
- 薬剤（ヒドララジン，D-ペニシラミンなど）

- ANA 40倍や80倍の弱陽性は健常人の32％，13％でみられます。したがって，漫然とANAをオーダーした場合，ANA陽性は臨床的な意味を持たないことが多いです。

ANAの染色パターンとは？

- ANAの染色パターンから対応する特異抗体を想定することができます（**表1**）[1]。ただし，ANAの評価は検鏡によって判定されるため，ANAの染色パターンとELISA（enzyme-linked immunosorbent assay）法による実際の特異抗体の結果は異なることもあります。
- ANAの染色パターンのうち，核小体型は強皮症に特異的であり，細胞質抗体も次で述べるような特徴を有します。
- 皮膚筋炎で陽性となる抗Jo-1抗体や抗ARS抗体の対応抗原や，シェーグレン症候群やSLEで陽性となる抗SS-A/Ro抗体の対応抗原（SS-A/Ro抗原）の一部は，核外に存在しているため，抗核抗体の結果が陰性となったり，抗細胞質抗体として判定されたりすることがあります。

表1 ▶ ANAの染色パターンと対応する特異抗体および関連疾患

ANAの染色パターン	対応する特異抗体	関連疾患
均一型（homogeneous pattern）	抗ds-DNA抗体	SLE
辺縁型（peripheral pattern）	抗ds-DNA抗体	SLE
斑紋型（speckled pattern）	抗Sm抗体 抗RNP抗体 抗SS-A/Ro抗体 抗SS-B/La抗体	SLE 混合性結合組織病，SLE シェーグレン症候群，SLE シェーグレン症候群
核小体型（nucleolar pattern）	抗Scl-70抗体 抗RNAポリメラーゼIII抗体	強皮症 強皮症
セントロメア型（centromere pattern）	抗セントロメア抗体	強皮症
細胞質型（cytoplasmic pattern）	抗Jo-1抗体 抗ARS抗体 抗SS-A/Ro抗体	多発性筋炎／皮膚筋炎 多発性筋炎／皮膚筋炎 シェーグレン症候群，SLE

（文献1より改変）

特異抗体の有用性は？

- 特異抗体の中には，いくつかの疾患や臨床症状と関連しているものがあります（**表2**）[1]。初発時にはみられなくても，経過中に出現しうる症状や臨床経過の推定に役立ちます。

表2 ▶ 特異抗体と関連する臨床症状

特異抗体	関連する臨床症状	特異抗体	関連する臨床症状
抗ds-DNA抗体	ループス腎炎	抗SS-A/Ro抗体	日光過敏 新生児ループス 胎児心ブロック
抗セントロメア抗体	限局性皮膚硬化 CREST症候群	抗SS-B/La抗体	新生児ループス
抗Scl-70抗体	びまん性皮膚硬化 肺線維症	抗Jo-1抗体/抗ARS抗体	間質性肺炎 機械工の手 関節炎
抗RNAポリメラーゼⅢ抗体	強皮症腎クリーゼ 悪性腫瘍		

（文献1より改変）

2 リウマトイド因子（RF）と抗CCP抗体（ACPA）

● RF・ACPAとは？

- □ RFは，IgGのFc領域に結合する自己抗体で，通常はIgM抗体を測定します。
- □ ACPAは，シトルリン化ペプチドに対する自己抗体です。

● どんなときにオーダーする？

- □ 慢性多関節炎（6週間以上持続する5関節以上の関節炎）や早期関節炎（発症3カ月以内の2関節以上の関節炎で，30分以上の朝のこわばりを伴うもの）の場合にオーダーします。

● 検査の感度・特異度は？

- □ 早期RAにおける**感度**は，RFで約60％，ACPAで約70％であり，RAのスクリーニング検査としては十分ではありません。RF・ACPAが陰性でもRAを除外することはできません。
- □ 早期RAにおける**特異度**は，RFで約80％，ACPAで約95％です。RFとACPAの両方が陽性であれば，特異度は98～100％となります。

● RA以外でRF・ACPAが陽性となる疾患は？

- □ RFは，シェーグレン症候群や混合性結合組織病などの膠原病でも陽性となります。そのほか，加齢，感染症，悪性腫瘍，慢性肺疾患などでも陽性となります（**表3**）[1]。
- □ ACPAも，他の膠原病や感染症・喫煙などで陽性となります。特に結核では，約30％陽性となることが報告されています（**表4**）[1]。

表3 ▶ リウマトイド因子と関連する頻度の高い疾患

疾患		頻度（%）
リウマチ性疾患	SLE 全身性強皮症 混合性結合組織病 シェーグレン症候群	15～35 20～30 50～60 75～95
ウイルス感染症	AIDS 伝染性単核球症 肝炎（HBV, HCV） インフルエンザ ワクチン接種後	25～75
寄生虫感染症		20～90
慢性細菌感染症	結核 梅毒 感染性心内膜炎	8 13 25～50
悪性腫瘍	リンパ増殖性疾患	5～20
他の高グロブリン状態	クリオグロブリン血症 原発性胆汁性肝硬変 サルコイドーシス 特発性間質性肺炎 アスベスト肺	40～100 45～75 3～33 10～30 30

AIDS：acquired immunodeficiency syndrome（後天性免疫不全症候群）

（文献1より引用）

表4 ▶ 抗CCP抗体が陽性となる疾患

	疾患	陽性率（%）
リウマチ性疾患	SLE 全身性強皮症 シェーグレン症候群 脊椎関節炎 乾癬性関節炎 若年性特発性関節炎 血管炎	8.4 6.8 5.7 2.3 8.6 7.7 4.7
感染症	結核 C型肝炎 B型肝炎	34.3 3.5 0.6
その他	変形性関節症 線維筋痛症	2.2 2.7

（文献1より引用）

● 抗体価と重症度との関連は？

抗体価は，関節破壊の予後と関連しています．基準値上限の3倍以上を強陽性として，関節破壊の予後不良因子の1つとなり，治療方針の決定にも有用です．

3 抗好中球細胞質抗体（ANCA）

● ANCAとは？

好中球細胞質内に存在する蛋白質分解酵素などに対する自己抗体です．間接蛍光抗体法の染色パターンによって，細胞質型（cytoplasmic；c-）ANCAと核周囲型（perinuclear；p-）ANCAの2つに分けられます．

c-ANCA，p-ANCAともに複数の対応抗原があります．そのうちc-ANCAのプロテイナーゼ3（proteinase 3；PR3）に対する抗体と，p-ANCAのミエロペルオキシダーゼ（myeloperoxidase；MPO）に対する抗体が，ANCA関連血管炎（ANCA-associated vasculitis；AAV）と関連しています．

● どんなときにオーダーする？

- 血管炎の中でも，紫斑や血尿などの小～中血管炎を疑う臨床症状や検査所見があり，AAVを疑った場合にオーダーします．AAVには，多発血管炎性肉芽腫症（GPA），顕微鏡的多発血管炎（MPA），好酸球性多発血管炎性肉芽腫症（EGPA）が含まれます．

● AAV診断におけるANCAの有用性は？

- PR3-ANCAの陽性率はGPAの50～90％，MPO-ANCAの陽性率はGPAの10～20％，MPAの70％，EGPAの40～50％です．すべてのAAVでANCAが陽性となるわけではないので，スクリーニング検査としては十分ではありません．
- 耳・鼻・咽頭限局型のGPAではANCAの陽性率は低く，限局性壊死性半月体形成性糸球体腎炎では高いと報告されています[1]．
- 結節性多発動脈炎では，ANCA陰性が診断根拠の1つとして有用です．

● AAV以外でANCAが陽性となる疾患は？

- p-ANCAはRAや炎症性腸疾患で，c-ANCAは感染性心内膜炎で陽性になることがあります（表5）[2]．
- 特に感染性心内膜炎では，発熱や血尿・急性腎障害など膠原病を疑う臨床症状だけでなく，RF陽性や低補体血症などを合併することがあります．感染性心内膜炎を見落とさないように，確実に血液培養検査を実施することが重要です．

表5 ▶ ANCA陽性となる関連疾患と陽性率

	疾患	陽性率（％）
PR3-ANCA	多発血管炎性肉芽腫症 顕微鏡的多発血管炎 壊死性半月体形成性糸球体腎炎	50～90 20～40 20～40
MPO-ANCA	多発血管炎性肉芽腫症 顕微鏡的多発血管炎 好酸球性多発血管炎性肉芽腫症	10～20 50 35
非典型的ANCA	嚢胞性線維症 炎症性腸疾患 　潰瘍性大腸炎 　Crohn病 関節リウマチ 薬剤性血管炎 〔プロピルチオウラシル，メチマゾール（チアマゾール），ヒドララジン，ミノサイクリンなど〕	80 60～80 10～27 16～52

（文献2より改変）

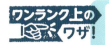
薬剤性AAVでは,高率にMPO-ANCAが陽性になります。特に甲状腺機能亢進症に対するプロピルチオウラシル治療中には,血管炎の有無にかかわらず,30％程度陽性となります。糸球体腎炎などの血管炎症状をきたし,薬剤性AAVを疑った場合は,p-ANCAを測定することで,薬剤性AAVの可能性が強く示唆されます。

● 文 献
1) Kelly's Textbook of Rheumatology. 9th ed. Firestein GS, et al, ed. Elsevier Saunders, 2012.
2) Savige J, et al：Kidney Int 57(3)：846-862, 2000.

1章 膠原病症状を疑ったら？　どうアプローチする？

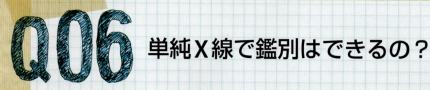

Q06　単純X線で鑑別はできるの？

大原由利

- 読影の基本はASBCD
    - Alignment，Soft tissue，Bone，Cartilage，Distribution
- 各疾患に特徴的な所見は？
    - 関節リウマチ：スワンネック変形，ボタン穴変形，Z字変形
    - 変形性関節症：骨棘
    - 乾癬性関節炎：pencil-in-cup，seagull sign
    - 痛風：overhanging edge

1　はじめに

- 関節の痛みや腫れを診る際に，単純X線はまず行う画像検査の1つです．CTやMRIなどの画像検査が必要だと思われる場合でも，単純X線を撮影しておくことは治療効果の判定や症状の進行を比較するためにも有用です．
- 四肢の単純X線は使用する放射線量も比較的少なく，時系列での比較に役立ちます．一方で脊椎や骨盤の撮影はその限りではないため，妊婦や小児などの撮影時には特に注意が必要です．
- 本項では，手の単純X線を中心に関節リウマチをはじめとする膠原病疾患の特徴的な画像所見を取り上げます．

2　単純X線の撮影条件は？

- 症状のある部位を撮影するのが原則ですが，片側のみの症状であっても両側を撮影することにより正常との比較が容易になります（表1）．

表1 ▶ 疾患別の単純X線撮影部位

疑われる疾患	部位・方向	ポイント
関節リウマチ	両手足2方向（正面・斜位）	●斜位の撮影により，正面のみでは観察しきれない初期のびらんや関節の重なりなどをより詳しく観察できる。 ●無症状でも足趾PIP/MTP関節に骨びらんがみられることがあるため，両足の撮影も推奨される。
	頸部（前屈・後屈）	
変形性関節症	膝（立位正面, 側面）	●膝などの荷重関節は，立位荷重で撮影する。 ●膝蓋骨後方も好発部位のため，側面像の撮影が必要である。
偽痛風	両手関節正面	●三角靱帯の石灰化を確認する。
	両膝関節正面	
	骨盤正面	●股関節の軟骨や恥骨結合の線維軟骨の石灰化の有無を確認する。
乾癬性関節炎	両手足2方向（正面・斜位） 胸腰椎2方向 仙腸関節 足側面	

あくまで代表例であり，症状の有無に合わせて適宜追加する。

3 読影の基本は？ ── ASBCD（図1）

A：alignment（軸），S：soft tissue（軟部組織），B：bone（骨），C：cartilage（軟骨），D：distribution（分布）の順にチェックする習慣をつけて見落としを防ぎます。

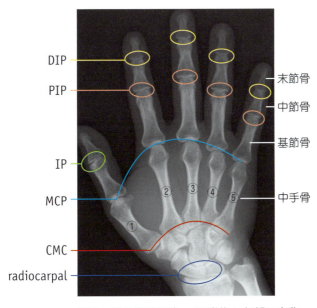

図1 ▶ 手の単純X線──正常像と各部の名称

● チェックする際のポイントは？

A：alignment（軸）（図2）
①中手骨と指節骨の軸は一直線上にあるか
②DIP，PIP，IP関節に変形はないか
③手関節の変位や脱臼，圧縮はないか

S：soft tissue（軟部組織）
①軟部組織の腫脹はないか
　関節リウマチなどの滑膜炎では，関節周囲に対称性の軟部組織腫脹がみられます。リウマトイド結節や痛風結節などの場合，腫脹は非対称性です。

②石灰化はないか
　偽痛風では三角靱帯部にピロリン酸カルシウム結晶が沈着することがあります。全身性強皮症や皮膚筋炎では石灰化がみられることがあります。

B：bone（骨）（図3）
①関節周囲の骨密度
　過度にX線透過性が高いものは炎症性関節炎を，透過性が低く骨硬化が目立つものは変形性関節症を示唆します。

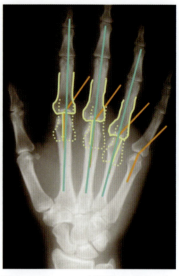

図2 ▶ alignment観察のポイント
尺側偏位（オレンジ色実線），脱臼（黄色破線）などに着目する。
（写真提供：東京都立大塚病院リウマチ膠原病科　木村万希子先生）

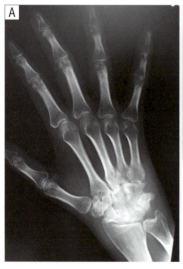

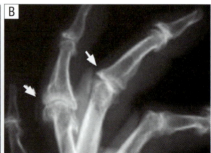

図3 ▶ bone観察のポイント
関節周囲の骨密度に着目する。Aでは関節周囲の骨密度低下，関節リウマチによるmarginal erosionがみられる。Bでは骨硬化と骨棘（変形性関節症）がみられる。辺縁が骨棘。矢印の指す関節面の骨全体が骨硬化を起こしている。

C：cartilage（軟骨）

①関節裂隙の狭小化はないか（軟骨の障害）

炎症が進むと軟骨が破壊され狭小化が進みます．定量的な評価基準はありませんが，健側や以前の所見と比べて評価します．

②骨びらんや変形，骨棘はないか（骨の障害）

D：distribution（分布）

①左右対称かどうか

関節リウマチや乾癬性関節炎などは対称性が多いですが，外傷や感染などは非対称に所見がみられます．

②DIP関節に所見はないか

関節リウマチでは正常ですが，主に変形性関節症や乾癬性関節炎では侵されることが多く，鑑別の助けになります．

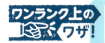

様々な骨びらん

関節リウマチでは，軟骨で覆われていない辺縁部から滑膜細胞が侵食し，辺縁骨びらん（marginal erosion）を呈します（図4A）．乾癬性関節炎では，近位関節面のペン状の先細り骨びらんと遠位関節面辺縁のカップ状の骨新生が起こり，これはpencil-in-cupと呼ばれます（図4B）．

また，進行期の痛風では骨がX線透過性の尿酸結晶に置き換わり，関節面から離れた場所で打ち抜き像（overhanging edge）がみられます（図4C）．

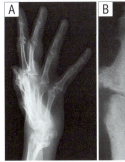 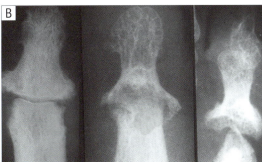 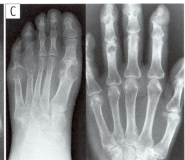

図4 ▶ 骨びらん
A．marginal erosion
B．左；末節骨側の骨新生，中央；中節骨側の骨びらん，右；pencil-in-cup
C．overhanging edge

4　疾患別の特徴的な所見は？

□→ 主な疾患ごとの特徴的な所見を上述のASBCDに沿って挙げます。ただし，これらの所見がなくても疾患自体を否定することはできない点に注意が必要です。

● 関節リウマチ

> A) MCP：尺側偏位や脱臼
> 　手指：スワンネック変形，ボタン穴変形，Z字変形
> 　手根骨：関節裂隙狭小化
> 　足趾：外反母趾，内反小趾
> S) 滑膜炎による対称性の腫脹
> B) 関節周囲の骨密度低下
> C) 関節裂隙狭小化，marginal erosion
> D) PIP，MCP，手関節（DIPは通常正常）

□→ スワンネック変形（図5A）はMCP，DIP関節の屈曲とPIP関節の過伸展，ボタン穴変形（図5B）はPIP関節の屈曲とDIP関節の過伸展，Z字変形は母指MCP関節の屈曲とIP関節の過伸展から起こります。

□→ 手関節は早期に変化が起こりやすい部位です。まず手根骨の関節裂隙が狭小化し，骨同士が重なることにより手根部が縮小します（carpal height ratioの減少）。

□→ また，関節リウマチでは通常DIP関節は侵されないのが特徴であり，他疾患との鑑別に役立ちます。

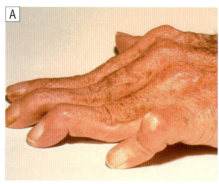 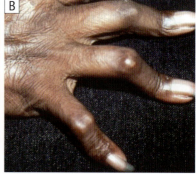

図5 ▶ スワンネック変形（A）とボタン穴変形（B）

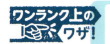

carpal height ratio（図6）
手根部の最大の長さ（A）／第3中手骨の長さ（B）のこと。A/B＜0.5を有意な手根部の縮小と評価します。初期の関節リウマチでは手指に先行して手関節の症状が出ることもあり，参考にしたい所見です。

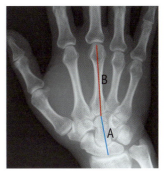

図6 ▶ carpal height ratio
A/B＜0.5。

● 変形性関節症

> A）DIP関節〔Heberden（ヘバーデン）結節〕，PIP関節〔Bouchard（ブシャール）結節〕，第1CMC関節
> S）骨棘周囲の腫脹（非対称性）
> B）骨硬化像
> C）関節裂隙狭小化，骨棘形成，軟骨下骨の骨硬化
> D）DIP，PIP，第1CMC関節など（手関節は侵さない）

□→ 他疾患との合併も少なくない本症は様々な関節に生じ，局所での骨修復による骨硬化や骨棘が目立ちます。

● 乾癬性関節炎

> A）手指の変形
> S）対称性の腫脹
> B）関節周囲の骨密度低下
> C）pencil-in-cup，seagull sign，関節面全体のびらん，毛羽立った新生骨
> D）DIP関節が特徴的（PIP，MCP，手関節も侵される）

● 痛風

> A）若干の手指変形がみられることもある
> S）対称性の腫脹（痛風結節は非対称性に腫脹）
> B）骨密度は正常
> C）overhanging edge（非関節部の骨びらん）
> D）決まった分布はない

● 偽痛風

> A）正常
> S）対称性の腫脹
> B）骨密度は正常
> C）石灰化を伴うことが多い
> D）両側手関節（三角靱帯の石灰化），骨盤正面（股関節の軟骨石灰化と恥骨結合の線維軟骨の石灰化），両側膝関節正面（関節軟骨の石灰化）

●文献
1) van der Heijde D, et al：Ann Rheum Dis 72(4)：479-481, 2013.
2) Kelley's Textbook of Rheumatology. 9th ed. Firestein GS, et al, ed. Elsevier Saunders, 2012.
3) 木村万希子, 他：medicina 48(2)：170-175, 2011.
4) 岸本暢将：関節リウマチの診かた，考えかたver.2. 岸本暢将, 他編, 中外医学社, 2015, p25-35.

1章 膠原病症状を疑ったら？ どうアプローチする？

Q07 関節穿刺の方法は？

上地英司

- ●関節穿刺・関節注射の適応は？
  - 原因不明の単（少）関節炎
  - 特に感染性関節炎や結晶誘発性関節炎を疑ったとき
- ●関節穿刺・関節注射の禁忌は？
  - 皮膚感染
  - 強い出血傾向
- ●関節液のオーダーは？
  - 白血球数と分画
  - 培養検査（グラム染色検査）
  - 結晶鑑別

症例を ▶▶▶ みてみよう！

70歳，女性

市中肺炎のため近医に入院し抗菌薬治療を開始された。入院3日目には解熱し酸素化も改善していた。治療経過が良好であり，7日間の抗菌薬投与を終了し翌日の退院を予定していた。しかし，退院前日の夜に急な発熱と右足関節の腫脹が出現したため，退院前の発熱と関節炎に関してコンサルトを受けた。

1 関節穿刺の適応はこれ！

●→ どのような患者に行うの？

- □→ 最もよい適応は原因不明の急性単（少）関節炎です。
- □→ 急性単（少）関節炎の鑑別疾患の中でも，早期の診断と治療が必要である化膿性関節炎を少しでも疑うときは関節穿刺を施行すべきです。

- □→ 結晶誘発性関節炎［ピロリン酸カルシウム二水和物結晶沈着症（偽痛風），痛風］の診断は，穿刺液中の結晶の確認によって行われます。穿刺可能な場合は積極的に穿刺を行いましょう。
- □→ 原因不明の慢性単（少）関節炎も適応となります。特に結核性関節炎を疑う場合は穿刺液の培養検査が診断に役立ちます。

●→ **診断以外の目的で関節穿刺を行う場合はあるの？**

- □→ 治療のための穿刺もあります。変形性関節症，関節リウマチなどで腫脹が強い場合，疼痛やこわばり，可動域制限を軽減させるために行います。
- □→ 関節リウマチなどの炎症性関節炎で関節液貯留がある場合は，関節液廃液後にステロイドを局注すると効果が高まります。

2 関節穿刺の禁忌はこれ！

- □→ 穿刺部位で皮膚感染を起こしている場合，出血傾向の場合は禁忌です。
- □→ 関節に隣接する部分の蜂窩織炎は，一見すると単関節炎との鑑別が難しい場合があります。病歴，身体診察（細菌感染の有無の確認，関節の触診）を行い鑑別します。判断が難しいときには画像検査（超音波検査，MRI）を用いて鑑別します。
- □→ 血液凝固能が極端に低下している場合は禁忌ですが，低下が極端でない場合は特に合併症なく施行できるとの報告もあります[1]。
- □→ 人工関節は相対的な禁忌です。整形外科医師へ診察を依頼しましょう。

3 関節穿刺の合併症はこれ！

- □→ 関節穿刺の合併症は感染と出血です。
- □→ 穿刺手技による感染は1万回に1回以下とされていますが，施行前には患者にインフォームドコンセントを行う必要があります。

●→ **関節穿刺後の患者への指導は？**

- □→ 関節穿刺後は普段と同様の生活でよいですし，原則として入浴も同日から可能です。
- □→ 万一の感染の合併を考慮して，関節腫脹の悪化，発熱などがみられた場合は再度受診するように説明をします。

4 関節穿刺の手順はこれ！

● 関節穿刺前に用意するものは？

□→ 関節穿刺前に用意するものを図1に示します。

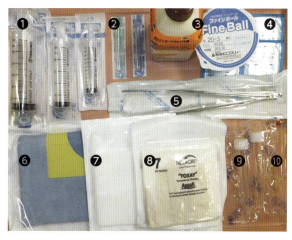

図1 ▶ 関節穿刺前に準備する道具
❶注射器（10mL，20mL，50mLなど採取する関節液の量に合わせる），❷注射針（21Gまたは23G），❸イソジン®（スワブ，綿球），❹アルコール綿，❺鑷子，❻滅菌穴あき覆布，❼滅菌ガーゼ，❽滅菌手袋，❾滅菌スピッツ（培養検査），❿スピッツ（細胞数測定，生化学検査）

● 実際の関節穿刺（図2〜4）の手順[2]は？

①診療録にて既往歴，投与薬，検査結果を確認し，極端な凝固能低下，血小板低下など出血リスクはないかを確認する。
②穿刺の合併症について患者に説明する。
③関節周囲の筋が緊張せず，関節腔を確認しやすい姿勢をとってもらう（安全な穿刺には最適な姿勢とその保持が大切であり，患者に無理はないかを確認しながら行う）。
④未消毒の段階で，局所の解剖をイメージしながら穿刺部位を確認する。筆者はペン先を出さないボールペンで軽く印を入れている。
⑤アルコール綿で数回，表面をよく拭き，さらにイソジン®による消毒を穿刺部位を中心に円を描くようにして2〜3回程度行う。
⑥滅菌手袋を装着し，滅菌穴あき覆布を覆う（初心者の場合は使用したほうがよい）。
⑦穿刺部位を再度確認し穿刺する（できるだけ穿刺部位に触れずにnon-touch手技を行う）。
⑧シリンジに陰圧をかけながら，関節腔内の解剖をイメージし針を進める。針先が当たった場合は決して無理に進めず，一度穿刺部位近くへ戻して方向を変えて穿刺針を進める。
⑨穿刺部位をガーゼで圧迫する（特に抗凝固療法中の患者には圧迫時間を少し長くする）。
⑩止血を確認し，絆創膏を貼付して終了。

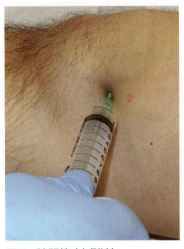

図2 ▶ 膝関節（内側法）
関節液の貯留を確認し，膝蓋骨中心の下方を水平方向に穿刺する。
※注射針はついていない

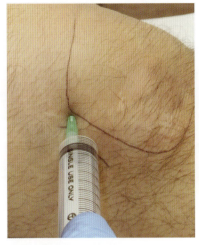

図3 ▶ 膝関節（外側法）
関節液の貯留を確認し，膝蓋骨外側上縁の下方を水平方向に穿刺する。

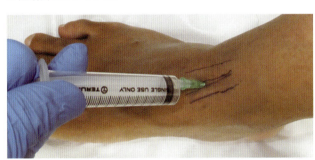

図4 ▶ 足関節穿刺
膝を屈曲した坐位をとり，足底をつけた姿勢をとってもらい，前脛骨筋腱と長拇趾伸筋腱の間を穿刺する。

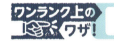 穿刺時にうまく関節液が引けない場合は，関節内組織への損傷を防ぐため，ねばりすぎずに中止もしくは他医師へ依頼することも大切です。

5 関節穿刺液の検査オーダーはこれ！

- 細胞数と細胞分画
- 結晶分析
- グラム染色
- 一般培養
- 抗酸菌染色
- 抗酸菌培養（結核菌PCR法）

- □→ 淋菌性関節炎（播種性淋菌感染症）を疑うときは特殊培地が必要であり，検査室へあらかじめ相談します。

●→ 関節液がわずかしか採取できない場合はどうするの？

- □→ 化膿性関節炎を疑うとき（否定したいとき）は，培養やグラム染色を優先して提出します。
- □→ 結晶誘発性関節炎は，採取できた関節液がほんの数滴程度でも，鏡検で結晶を確認することで診断できる場合があります。わずかな検体も無駄にせず積極的に鏡検を行いましょう。

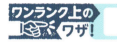
化膿性関節炎を疑う場合は必ず血液培養（2セット）を採取しましょう。非淋菌性化膿性関節炎の場合は50～70％の割合で血液培養陽性だったとする報告があります[2]。

6 関節液の解釈はこれ！

- □→ 関節液の特徴から疾患を鑑別していきます。

●→ 関節液検査で参考になる所見は？

- □→ 特に白血球数と白血球分画は，性状を考える場合，最も参考になります。
- □→ 関節液の性状は正常，非炎症性，炎症性，化膿性，血性に分類されます（**表1**）。
- □→ 関節液の性状より疾患を鑑別していきます（**表2**）[3]。

表1 ▶ 関節液検査の特徴

		外観	粘性	白血球数（/μL）	多核球割合	結晶	培養
正常		透明	高	＜200	＜10％	-	-
非炎症性		透明	高	200～2,000	＜10％	-	-
炎症性	炎症性関節炎	半透明	低	2,000～50,000	様々	-	-
	結晶誘発性関節炎	混濁	低	200～＞50,000	＞90％	痛風：尿酸結晶 偽痛風：CPPD	-
化膿性		混濁	様々	2,000～＞50,000	＞90％	-	＋
血性		血性	低	-	-	-	-

CPPD：calcium pyrophosphate dihydrate（ピロリン酸カルシウム）

表2 ▶ 関節液検査の特徴と疾患

関節液の特徴	疾患
非炎症性	変形性関節症，外傷性，全身性エリテマトーデスなどの膠原病
炎症性関節炎	関節リウマチ，脊椎関節炎（反応性関節炎，乾癬性関節炎など），全身性エリテマトーデスなどの膠原病
結晶誘発性関節炎	痛風（尿酸結晶），偽痛風（ピロリン酸カルシウム二水和物結晶沈着症）
化膿性	細菌性関節炎，結核性関節炎
血性	外傷性，シャルコー関節，腫瘍性（絨毛結節性滑膜炎などの良性腫瘍），血友病などによる出血傾向，結核性関節炎

（上野征夫：リウマチ病診療ビジュアルテキスト．第2版．医学書院，2008より許諾を得て改変し転載）

● 関節液から化膿性関節炎を診断する場合に注意することは？[2]

- 化膿性関節炎は早期診断が必要であり，グラム染色を速やかに行います。グラム染色の感度は低く（＜20％）特異度は高い（＞97％）ため，陰性時も細胞数やその他の臨床所見を参考にした判断が必要です。培養検査の提出も必須です。
- 淋菌性関節炎の場合は，グラム染色のみならず関節液培養も感度は低く（＜50％），播種性淋菌感染症の所見（皮疹や泌尿器検体中の淋菌確認）をもって診断し，治療を検討します。

● 血性の関節液が引けた場合は？

- 多くは穿刺針による関節腔内の小血管の損傷が原因です。
- 関節腔内の損傷の場合は，不均一な血性の関節液が引ける場合が多いです。あせらず，ゆっくり穿刺針を引きましょう。
- 均一な血性の関節液が引けた場合は，良性腫瘍など血性関節液を特徴とする疾患を鑑別しましょう。

●文献
1) Ahmed I, et al：Am J Med 125(3)：265-269, 2012.
2) Goldenberg DL：Lancet 351(9097)：197-202, 1998.
3) 上野征夫：リウマチ病診療ビジュアルテキスト．第2版．医学書院，2008.
4) Hani S, et al：Kelley's Textbook of Rheumatology. 9th ed. Firestein GS, et al, ed. Elsevier Saunders, 2012, p753-769.
5) Freemont AJ, et al：Rheumatology. 6th ed. Hochberg MC, et al, ed. Mosby, 2015, p267-272.

2章 急性単関節炎と急性・慢性多関節炎——どう診ればいい？　A 急性単関節炎

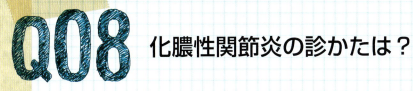

Q08 化膿性関節炎の診かたは？

有馬丈洋

◉急性単関節炎はどんな疾患でみられる？
- 化膿性関節炎
- 結晶誘発性関節炎
- 外傷

◉化膿性関節炎を引き起こす細菌は？
- ブドウ球菌（黄色ブドウ球菌，コアグラーゼ陰性ブドウ球菌）
- 連鎖球菌（溶連菌，肺炎球菌など）
- グラム陰性桿菌（腸内細菌，緑膿菌など）
- 淋菌

◉関節穿刺で行うべき検査は？
- グラム染色による細菌の形態学的判断
- 結晶の検索と併発する可能性のある細菌の検索
- rule of 2sを用いた細胞数による判断と分画の確認
- 培養結果を確認し，合併症の検索とde-escalation

症例を▶▶▶みてみよう！　**66歳，女性，主婦**

関節リウマチでメトトレキサート6mg/週とプレドニゾロン4mg/日を内服中であった。来院2週間前に両膝関節の疼痛を認め，デノスマブ60mgを皮下注された。両膝関節痛はいったん改善したが，来院2日前から左膝関節痛が悪化し，ロキソプロフェン60mgを内服した。来院前日には疼痛が強く動けなくなり救急要請した。
来院時38.6℃の発熱を認め，左膝関節の腫脹，熱感，圧痛を認めた。血液検査では白血球数17,300/μLと増加しており，関節穿刺を行った。関節穿刺液の細胞数130,500/μLと著明に増加しており，グラム染色で塊状のグラム陽性球菌を認めた

（図1）。セファゾリン（CEZ）2g 8時間ごとで治療を開始，後に関節液培養によりメチシリン感受性黄色ブドウ球菌（MSSA）が検出された。

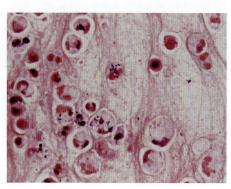

図1 ▶ 関節液グラム染色で認められたグラム陽性球菌
後に関節液培養によりMSSAが検出された。

1 関節穿刺が診断の鍵！

● 感染を疑った体液は穿刺

- 急性単関節炎の代表的疾患は化膿性関節炎，結晶誘発性関節炎，外傷です。
- 化膿性関節炎は死亡率そのものが7～15％と高く，急激な関節破壊により機能的予後が悪化するため，早期診断が重要です[1]。
- 穿刺しなければ診断できません。感染を疑った際の体液は穿刺するように心がけましょう。

> **提出すべき検査「3Cs」**
> Cell count（細胞数，白血球分画）
> Culture（グラム染色，培養）
> Crystal（結晶）

- その場で行える迅速検査として，グラム染色と偏光顕微鏡による鏡検を忘れないようにしましょう。
- 細菌感染ですので，疑った際には血液培養の検体も採取します。

● 菌を疑う，菌から疑う

- グラム染色で細菌が認められれば儲けもの！ 黄色ブドウ球菌や連鎖球菌の頻度が高いです。起因菌の頻度を**表1**に示します[2]。菌を疑ってグラム染色を行います。ただし，グラム染色で菌を認めずとも化膿性関節炎の否定はできないことに注意が必要です。
- グラム陽性菌では，黄色ブドウ球菌は塊状に（**図1**），連鎖球菌は連鎖しているように

表1 ▶ 成人の化膿性関節炎の起因菌

	起因菌	頻度（%）
グラム陽性菌	●ブドウ球菌 　*Staphylococcus aureus*（黄色ブドウ球菌） 　Coagulase-negative *staphylococci*（コアグラーゼ陰性ブドウ球菌） ●連鎖球菌 　*Streptococcus pyogenes*（化膿連鎖球菌） 　*Streptococcus pneumoniae*（肺炎連鎖球菌） 　*Streptococcus agalactiae*（B群溶血性連鎖球菌） 　その他	46 4 22 8 7 3 5
グラム陰性菌	●*Escherichia coli*（大腸菌） ●*Haemophilus influenzae*（インフルエンザ菌） ●*Neisseria gonorrhoeae*（淋菌） ●*Neisseria meningitidis*（髄膜炎菌） ●*Pseudomonas aeruginosa*（緑膿菌） ●*Salmonella* spp.（サルモネラ属） ●その他	4 5 3 1 2 1 5
多菌種		1
その他		6

（文献2より引用）

（図2）見えます。また，連鎖球菌の中でも肺炎球菌は2連鎖して観察されます。グラム陰性菌では，大腸菌やクレブシエラ菌（図3），サルモネラ菌や緑膿菌は棒状に，インフルエンザ桿菌は小さく棒状に，ナイセリア属は2連鎖したえんどう豆状に観察されます。

菌を疑うことができれば，抗菌薬はおのずと決まります。培養結果，感受性が判明すればde-escalationを行いますが，グラム染色を行うことによりempiric therapyをより definitive therapy に近づけることができると思われます。

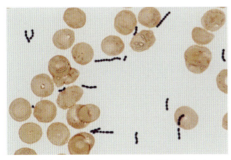

図2 ▶ 血液培養グラム染色で認められた *Streptococcus dysgalactiae*

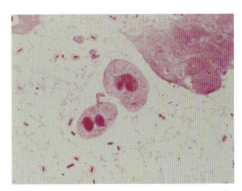

図3 ▶ 喀痰グラム染色で認められたクレブシエラ菌

- ● 3Cs
  - □ 細胞数が多いほど，また分画で好中球が多いほど，化膿性関節炎の可能性は高くなります．目安をrule of 2sとして**表2**に挙げます[3]．
  - □ 穿刺液が少量の場合には，培養検査を優先します．採取できた関節液は1滴でも大事にしましょう．
  - □ 痛風，偽痛風は偏光顕微鏡だけでなく，グラム染色でも結晶が観察されることがあります．悪いところが悪くなりやすいのです．結晶誘発性関節炎と化膿性関節炎を合併していることがあるので，注意深い観察が必要です．

表2 ▶ rule of 2s

細胞数（/μL）	分類
〜200	正常
200〜2,000	非炎症性
2,000〜20,000	炎症性
20,000〜	化膿性

（宇都宮雅子，他：Medicina 48（2），医学書院，2011より許諾を得て改変し転載）

2 化膿性関節炎ではまずこれを押さえる！

- ● 黄色ブドウ球菌
  - □ 検出される頻度が最も高い細菌です．この細菌が検出された場合，血流感染を起こしている可能性があります．コアグラーゼ陰性ブドウ球菌では，その中でも*Staphylococcus lugdunensis*に注意が必要です．連鎖球菌においても同様に血流感染を起こしていることがあります．血流感染を起こしている場合，播種性病変がないか検索する必要があります．
  - □ 播種性病変を検索する際に，症状や身体所見が鍵となります．たとえば，末梢における塞栓所見や新規の心雑音があれば感染性心内膜炎を疑いますし，腰痛や下肢の神経障害などがあれば化膿性椎体炎を疑います．
  - □ empiric therapyでは医療曝露やリスクに応じて，MSSAを想定すればCEZを，メチシリン耐性黄色ブドウ球菌（MRSA）を想定すればバンコマイシン（VCM）を選択します．培養結果，感受性が判明すればde-escalationを行います．腎機能正常の場合，CEZ（2g×8時間ごと），VCM（1g×12時間ごと）を投与します．
  - □ 治療期間は化膿性関節炎のみなら最低でも4週以上，播種性病変があればその治療期間に応じて抗菌薬投与を行います．

- ● 異物は抜去，膿瘍はドレナージ
  - □ 血流感染を起こしうる細菌の感染のほか，適切な抗菌薬治療に反応しない場合などに

異物感染や膿瘍が原因となっている場合があります。

☐→ 人工関節などの異物に感染を起こしている場合には原則抜去が必要です。治療期間は抜去してから4週以上が望ましいです。どうしても抜去困難な場合にはchronic suppressionを考慮します。

☐→ 膿瘍を形成している場合，ドレナージは必須です。治療期間は膿瘍が画像的に消失するまでが望ましいですが，消失しない場合には最大限の縮小と血沈のプラトー化などを参考にして総合的に判断します。

3 性活動のある成人の感染症ではこれを押さえる！

● 淋菌

☐→ 播種性淋菌感染症の1つとして淋菌性化膿性関節炎を起こします。

播種性淋菌感染症の3徴
- 移動性の関節痛
- 主に四肢に出現する皮疹
- 手や足などの腱鞘炎

☐→ 不特定多数の相手との性交渉や性風俗の利用などの生活歴のほか，ヒト免疫不全ウイルス（HIV）や肝炎ウイルス，梅毒，クラミジアといった他の性感染症の既往はないかを聴取します。

☐→ 淋菌感染を疑った場合，細菌が死んでしまうため，検体は冷蔵保存せず可能な限り早く処理します。チョコレート寒天培地での培養が必要なため，検査室には淋菌を疑っていることを伝えます。また，ポリメラーゼ連鎖反応（PCR）検査も並行して行います。

☐→ 淋菌感染では咽頭炎や腟炎，尿道炎などを併発していることがあります。関節液の検査感度が低いため，これらの所見があれば，咽頭粘液や腟分泌物，尿の培養やPCRが参考になります。

☐→ 治療には第3世代セフェム系薬であるセフトリアキソンやセフォタキシムを選択します。治療期間は7～10日間と短めです。

☐→ 化膿性関節炎における性感染症以外の危険因子を**表3**に挙げます[4]。病歴から考えられる危険因子に応じて病原微生物を想定することで見逃しが防げます。

表3 ▶ 患者の危険因子と化膿性関節炎に関与する特殊な病原微生物

危険因子	関与する特殊な病原微生物
静注薬物使用者	Pseudomonas aeruginosa
糖尿病，悪性腫瘍	Group B streptococci
免疫不全患者	gram negative enteric bacilli, Listeria monocytogenes
イヌ・ネコ咬傷	Pasteurella multocida, Capnocytophaga spp., anaerobes
ヒト咬傷	Eikenella corrodens, viridans streptococci, anaerobes
ネズミ咬傷	Streptobacillus moniliformis
性活動性の高い成人	Neisseria gonorrhoeae
殺菌処理のされていない乳製品の摂取，流行地への渡航	Brucella spp.
東南アジア，オーストラリアの熱帯地域への渡航	Burkholderia pseudomallei
植物の棘による受傷	Pantoea agglomerans, Nocardia spp.
関節鏡検査・関節内処置後	coagulase-negative staphylococci
低ガンマグロブリン血症，臓器移植後	Mycoplasma spp., Ureaplasma urealyticum
2歳未満の小児	Kingella kingae

（文献4より引用）

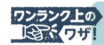

病歴から可能性のある菌を想定し，関節液のグラム染色を行うことで，稀な病原微生物でも見逃しが少なくなります。

たとえば，Burkholderia pseudomallei感染によるメリオイドーシスは，タイ東北部やオーストラリア北部に特に多くみられます。この疾患は高頻度に化膿性関節炎を起こし，致死率も高いです。セフタジジムやカルバペネムが第一選択薬となるため，疑わなければ適切な抗菌薬を初期に投与するのは困難です[5]。

病歴をうまく聴取することで，治療にもよい効果を及ぼすと言えます。

● 文 献

1) Bennett JE, et al：Mandell, Douglas, and Bennet's Principles and Practice of infectious Diseases, 8th ed. Elsevier, 2015.
2) Ross JJ, et al：Clin Infect Dis 36(3)：319-327, 2003.
3) 宇都宮雅子，他：Medicina 48(2)：269-272, 2011.
4) 原田壮平：Step Up式 感染症診療のコツ―初期研修から後期研修まで．本郷偉元，編．文光堂，2013, p257-263.
5) Chaowagul W, et al：Clin Infect Dis 28(6)：1328, 1999.

2章 急性単関節炎と急性・慢性多関節炎――どう診ればいい？　A 急性単関節炎

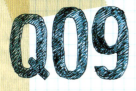

Q09 結晶誘発性関節炎（痛風・偽痛風）の診かたは？

平野史生

- ◉痛風発作らしい経過，発症部位，所見等は？
  - 6〜12時間で症状がピークに達する急性単関節炎。
  - 下肢の関節，特に第1中足趾節（MTP）関節。
  - 熱感，発赤，疼痛，腫脹といった強い炎症徴候。
  - 中高年の男性，飲酒，肥満，高尿酸血症，痛風発作の既往。
- ◉痛風の診断は？
  - 急性単関節炎の場合，鑑別診断として特に化膿性関節炎が重要。
  - 血清尿酸値は正常でも除外できず，むしろ発作時には低いこともある。
  - 初発の発作では関節X線は正常。
  - 関節穿刺液で尿酸Na結晶を確認することが最も確実。
- ◉痛風発作の治療で用いる薬剤は？
  - 発作前兆期〜極期のコルヒチン。
  - 発作極期の非ステロイド性抗炎症薬（NSAIDs）。
  - NSAIDsが無効な場合や使用できない場合，多関節炎では経口副腎皮質ステロイド。
  - 副腎皮質ステロイド関節注射（大関節では関節穿刺による関節液の除去）。
  - 尿酸降下薬は急性期には開始しない。
- ◉痛風の臨床像・診断は？
  - 高齢者，急性疾患や手術など内科的・外科的イベント後の急性の関節炎。
  - X線画像における軟骨石灰化が参考になる。
  - 関節穿刺液でピロリン酸カルシウム二水和物（CPPD）の結晶を証明することが最も確実である。
- ◉偽痛風の治療は？
  - 局所の安静，冷罨。NSAIDs，コルヒチンの投与。
  - 副腎皮質ステロイドの関節注射，関節穿刺による関節液の除去。
  - 経口副腎皮質ステロイドの投与。

> **症例をみてみよう！**
>
> **48歳，男性，会社員**
>
> 勤務先の健診で尿酸値7.0mg/dL台を指摘されたことがある。以前に右第1MTP関節に関節炎を起こしたが，数日で改善した。今回，夕食後から右足関節の疼痛が出現した。以前処方された鎮痛薬（NSAIDs）を1回服用したが，疼痛が持続・悪化したため翌朝に受診。右足関節の発赤，腫脹を認め，荷重時に疼痛を訴えている。

1 痛風による急性単関節炎の典型的な経過は？

- 6〜12時間でピークに達する急性の単関節炎で，下肢の関節，特に第1MTP関節に多くみられます[1]。
- 痛風結晶は温度の低いところで析出するため，末梢の関節で起こりやすく，肩や股関節では起こりにくいとされています[2]。
- 中高年の男性に多く，妊娠可能年齢の女性ではきわめて稀です。
- 飲酒，脱水，外傷などが引き金になることがあります。
- サイアザイド利尿薬，ループ利尿薬，シクロスポリン，タクロリムス，低用量アスピリン，ニコチン酸，エタンブトール，ピラジナミドなどの薬剤も尿酸値上昇に寄与し[3]，痛風のリスク因子となります。
- 発赤・腫脹・疼痛・熱感といった炎症徴候が強く，下肢関節炎では荷重時痛を訴えたり，時に患者が触診を嫌がるほどの疼痛がみられます。
- 高尿酸血症が持続した結果として尿酸Na結晶の析出が起こりますが，発作時の血清尿酸値は正常の場合もあり，尿酸値では否定できません。
- 痛風発作を繰り返し，慢性化した場合，痛風結節の形成や多関節炎への移行がみられます。

2 痛風を疑った場合，どのような鑑別診断が重要？

- 急性の単関節炎では特に化膿性関節炎が重要です。
- 他の結晶誘発性関節炎として偽痛風，稀ですがハイドロキシアパタイト沈着症（若い女性の第1MTP関節にも稀にみられる[4]）が挙げられます。
- 関節リウマチ，全身性エリテマトーデス，脊椎関節炎，サルコイドーシスなどの自己免疫性疾患，外傷（関節内骨折，靱帯断裂，半月板損傷，関節内血腫など）も鑑別診

断として挙げられます。
- 発赤や腫脹も強くみられるため，蜂窩織炎など軟部組織感染も鑑別診断となりますが，通常，関節他動時の疼痛，関節の機能障害・可動域制限などから病態が関節炎であることは容易に判断できます。

3 痛風発作の診断に役立つ検査所見・画像所見は？

- 関節液で結晶を確認することが最も確実な診断方法です（図1）。
- 関節穿刺は，関節液の性状（表1[5]），細菌学的検査（グラム染色，培養）により化膿性関節炎を鑑別するために重要です。ただし，グラム染色の感度は29～50％と決して高くないため[6]，注意が必要です。
- 初発の痛風発作では基本的にX線で特異的な所見はありませんが，慢性化している症例では骨皮質下の囊胞性変化や骨びらんがみられることがあります。この骨びらんは関節リウマチでみられる骨びらんと異なり，周囲の骨硬化や，overhanging edge（びらんの"ヘリ"が本来の骨皮質の線を超えて突出）がみられます。

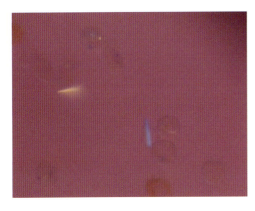

図1 ▶ 偏光顕微鏡による関節液中の尿酸Na結晶の観察
尿酸Na結晶は針型に見え，負の複屈折性を示す〔結晶の長手方向がZ軸と並行（図では水平方向）な場合に黄色に見える〕。
（写真提供：東京医科歯科大学膠原病・リウマチ内科　宇都宮雅子先生）

表1 ▶ 関節液の性状による分類

	正常	非炎症性 （変形性関節症など）	炎症性 （結晶誘発性関節炎 や自己免疫疾患）	化膿性 （細菌，結核，真菌）
外観	無色，透明	黄色，透明	半透明～混濁 黄色～白色	混濁 黄色～緑色
粘稠度	高い	高い	低い	様々
白血球数（/μL）	200未満	0～2,000	2,000～100,000	5,000～100,000以上
多核白血球	25％未満	25％未満	50％以上	75％以上

（文献5より改変）

- 痛風発作を繰り返す症例では痛風結節を形成し，結節の穿刺でも尿酸Na結晶が確認できます（自潰すると歯磨き粉のような白色の結晶が出てくる）。
- 繰り返す症例では慢性多関節炎となります。
- 先に挙げた症例は，高尿酸血症の既往，痛風発作と思われる既往，急性の単関節炎であることから，痛風発作の可能性が考えられます。ただし，原則として確定診断には尿酸Na結晶の証明が必要です。難しければ習熟した医師に依頼することも必要です。

ワンランク上のワザ！

関節超音波検査における所見として，痛風のdouble contour sign（関節軟骨表面の高エコー像，図2[7]），また偽痛風における関節軟骨内の高エコー像があり（図3[8]），いずれも特異度に優れる所見とされています。余裕があれば，参考のためにエコーを当てるのもよいでしょう。

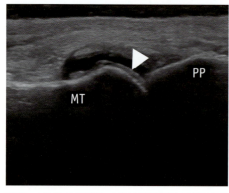

図2 ▶ 痛風の症例における関節軟骨表面の高エコー像 (double contour sign)
MT：metatarsal bone（中足骨）
PP：proximal phalanx（基節骨）
（文献7より引用）

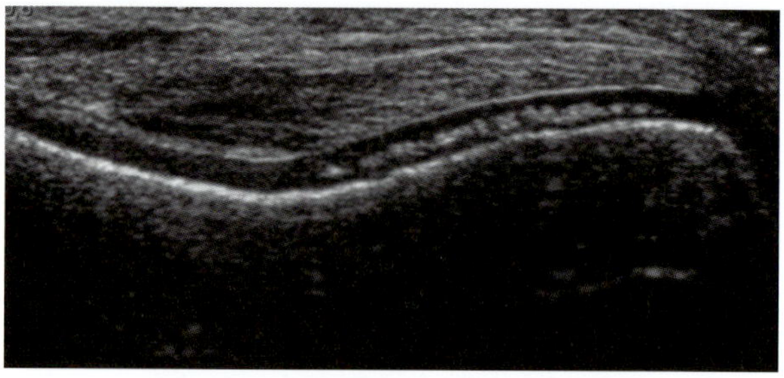

図3 ▶ 偽痛風における関節軟骨内高エコー像
（文献8より引用）

4 痛風発作の治療は？

- コルヒチンは発作前兆期に用います。発作を繰り返す可能性の高い症例にはコルヒチンを携行させ，0.5mg 1錠を前兆時に服用してもらうようにします。
- 発作極期にはコルヒチン，NSAIDsを使用します。特に日本痛風・核酸代謝学会のガイドラインではNSAIDsの使用を推奨しています[3]。痛風関節炎に適応のあるNSAIDsを**表2**[3]に示します。
- これらの薬剤が使用しにくい場合や，効果がない場合は副腎皮質ステロイドを考慮します。使い方の一例として，プレドニゾロン30～50mg/日から開始し，漸減，7～10日間程度で中止します。

表2 ▶ 痛風関節炎に適応のあるNSAIDs一覧

一般名	商品名	剤形	痛風発作に推奨される投与方法
インドメタシン	インテバンSP　など	25mg, 37.5mg徐放カプセル	1回25mgを1日2回，症状により1回37.5mgを1日2回
ナプロキセン	ナイキサン	100mg錠	初回400〜600mg，その後1回200mgを1日3回または300mgを3時間毎に3回まで
オキサプロジン	アルボ	100mg, 200mg錠	常用量400mg/日，最高量600mg/日
プラノプロフェン	ニフラン プラノプロフェン錠「トーワ」 プラノプロフェンカプセル「日医工」　など	75mg錠　など	1回150〜225mgを1日3回 翌日から1回75mgを1日3回

(文献3を参考に作成)

- 発作時に尿酸降下薬を新たに開始すべきではありません。尿酸降下薬の使用が痛風発作を誘発することがあります。痛風発作時に尿酸降下薬を既に使用している場合は原則として継続します。
- 尿酸降下薬は発作の寛解後，およそ2週間後から低用量で開始し，漸増します（開始用量例：アロプリノールなら50mg，ベンズブロマロンなら12.5mg）[3]。
- 使用中も痛風発作に注意すべきであり，低用量コルヒチン（0.5mg錠1日1錠）の併用（コルヒチンカバー）が望ましいです。痛風発作が頻発する場合にもコルヒチンを同様に使用することがあります。

5 偽痛風の典型的な経過は？

- 高齢者における内科的・外科的イベントの後に起こります。
- 偽痛風はCPPDの沈着による関節炎で，特に痛風発作に似た急性の単〜少数関節炎の場合を言います。
- 膝関節は頻度の高い関節です。特に変形性関節症のある膝関節で起こりやすいと言われています。
- X線検査にて軟骨の石灰化がみられ，参考となる所見です。特に手関節，膝関節，恥骨結合にみられます。
- 診断は，関節液の鏡検にてCPPDの結晶を確認することが確実です（図4）。
- 若年者でみられた場合は，副甲状腺機能亢進症，ヘモクロマトーシス，低マグネシウム血症などの背景疾患を検索する必要があります。

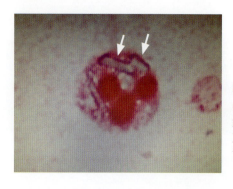

図4▶白血球に貪食されたCPPD結晶（グラム染色）
CPPDは単斜晶もしくは三斜晶の結晶構造をとり，偏菱形・長斜方形に観察される（矢印）。偏光顕微鏡で観察した場合は正の複屈折性を示す（結晶の長手方向がZ軸と並行な場合に青色にみえる）。
（写真提供：東京医科歯科大学膠原病・リウマチ内科　宇都宮雅子先生）

- CPPDによる関節炎は偽痛風（pseudogout）のほかに，pseudo-RA（慢性多関節炎），pseudo-OA［軟骨の石灰化を伴い，変形性関節症（osteoarthritis；OA）のように慢性進行性に関節の変性が進むが，膝のほかに手関節や中手指節関節にもみられる］，pseudo-neuropathic［Charcot（シャルコー）関節のように急速に関節の変性が進行する］といった臨床像をとります。
- 末梢関節以外では，軸椎歯突起周囲にCPPDが沈着する"crowned dens syndrome"のような特殊な病態もあり，発熱や局在性に乏しい疼痛を伴うため，感染性心内膜炎やリウマチ性多発筋痛症の鑑別として重要です。

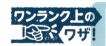

痛風・偽痛風はRA mimicker
痛風・偽痛風はともに慢性の多関節炎を呈することもあるので，関節リウマチ（RA）など多関節炎を呈しうる疾患も鑑別となりますし，RAを疑うような多関節炎の場合に痛風や偽痛風が鑑別になること[9]を覚えておく必要があります。

6　偽痛風の治療は？

- 急性の関節炎に対しては質の高いエビデンスはなく，痛風発作の治療に準じます。
- 局所の安静・冷罨，症例に応じてNSAIDsの投与，関節穿刺によるCPPD結晶の除去，副腎皮質ステロイドの関節注射が一般的に行われます。
- 経口副腎皮質ステロイドはNSAIDsが無効な場合や使用できない場合，多関節炎の場合に考慮されます。

●文 献

1) Zhang W, et al：Ann Rheum Dis 65(10)：1301-1311, 2006.
2) ローレンス・ティアニー：ティアニー先生のベスト・パール. 松村正巳 訳, 医学書院, 2011, p83.
3) 日本痛風・核酸代謝学会ガイドライン改訂委員会 編：高尿酸血症・痛風の治療ガイドライン第2版. メディカルレビュー社, 2010.
4) Mines D, et al：Am J Emerg Med 14(2)：180-182, 1996.
5) Sholter DE, et al：Synovial fluid analysis. Table 5, UpToDate®, 2015.（2016年4月閲覧）
   http://www.uptodate.com/contents/synovial-fluid-analysis
6) Margaretten ME, et al：JAMA 297(13)：1478-1488, 2007.
7) Naredo E, et al：Ann Rheum Dis 73(8)：1522-1528, 2014.
8) Zhang W, et al：Ann Rheum Dis 70(4)：563-570, 2011.
9) O'Dell JR, et al：A Clinician's Pearls and Myths in Rheumatology. Stone JH, ed. Springer, 2009, p1-13.

Q10 ウイルス性関節炎の診かたは？

金城光代

- ◉急性多関節炎を引き起こすウイルスは？
  - パルボウイルスB19
  - B型肝炎ウイルス
  - 風疹ウイルス
  - デングウイルス
  - チクングニアウイルス
  - HIV
- ◉急性多関節痛はどんなウイルス性疾患でみられる？
  - 関節炎を起こす上記ウイルスによる疾患
  - インフルエンザ
  - 急性HIV感染症　など
- ◉どんなときにウイルス性関節炎を強く疑う？
  - 急激な発症。
  - 関節リウマチとそっくりな対称性の手指の関節炎がある。
  - 非特異的な熱や感冒症状，皮疹がある。
  - 検査所見で肝機能異常，血球減少がみられる。

症例を▶▶▶みてみよう！　28歳，女性，看護師

来院9日前に38℃の発熱と感冒症状があり2日で軽快した。来院2日前，急に起床時の両手のこわばりと，中手指節（MCP）関節，近位指節間（PIP）関節，両膝の関節痛および腫脹が出現。体幹と四肢に淡い紅斑を認めた。

1 若い女性に多いウイルス性関節炎がこれ！

● パルボウイルスB19

臨床での特徴は？

- 成人での典型的な臨床経過は二峰性です。
- 潜伏期間は飛沫感染後5〜10日程度，ウイルス血症時に感冒様症状（ときに不顕性）が先行します（二峰性の1つ目）。そして数日後に皮疹や関節炎が出現します。これは，パルボウイルスに対する抗体によって免疫複合体反応が起きた結果，出る症状です（二峰性の2つ目）。
- 関節炎は50〜60％に認め，典型的には急性発症の対称性多関節炎です。MCP関節，PIP関節で最も多く起こり，手関節，膝・足関節炎が多くみられます。成人女性に多く，子どもでは稀です。
- 皮疹は，小児にみられる特徴的な頬部紅斑（りんご病）は大人では少なく，四肢に広がる淡い紅斑が多くみられます。

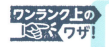
非典型的な皮疹もみられることがあり診断に迷いますが，出血斑（図1）や足底瘙痒症，手関節・足関節の遠位に網状皮斑を特徴とするpapular-purpuric "gloves-and-socks" syndrome（PPGSS）なども出ます。

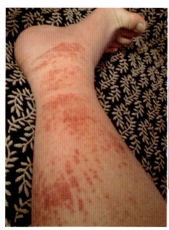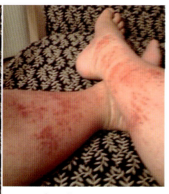

図1 ▶ パルボウイルスにより生じた下肢出血斑
（写真提供：一般社団法人Sapporo Medical Academy代表理事　岸田直樹先生）

問診・診察のポイントは？

- 急性発症の多関節炎，二峰性の経過，小児の接触歴やパルボウイルスの流行を調べます。

血液検査（血算）の特徴は？

- 血球減少は軽度の場合が多く，特に白血球減少，血小板減少が多くの症例でみられます。一過性再生不良性貧血で見つかることもあります。一系統だけの異常のこともあ

れば，汎血球減少のこともあります。

パルボウイルス感染症と間違えやすい疾患は？

- □→ 発疹や対称性多関節炎，朝のこわばりが強い，などの症状がみられることから，全身性エリテマトーデス（SLE）や関節リウマチ（RA）と間違えやすいので注意しましょう。

SLEと間違えやすい検査所見の特徴は？

- □→ 自己抗体（抗核抗体，抗DNA抗体，抗リン脂質抗体）や時にリウマトイド因子が低力価ながら一過性に陽性になります。
- □→ 若い女性が皮疹と急性多関節炎および血球減少・補体低値・抗核抗体陽性を呈している場合，SLEの分類基準も満たしているので，誤ってSLEと診断してしまうおそれがあり，要注意です。

パルボウイルス感染症とSLEの鑑別に迷うときはどうしたらいい？

- □→ 問診によってパルボウイルスの可能性が疑われたら，SLE鑑別のために抗核抗体測定や特異自己抗体をすぐ行うのではなく，自然軽快するかどうか経過をみながら，検査を追加するとよいでしょう。
- □→ または，抗核抗体を測定してからでも（1週間後に抗核抗体の結果が返ってくる前に陽性であっても），臨床経過がパルボウイルスをより示唆するのであれば，SLEとすぐに診断しないよう（ステロイドを即座に使用しないよう）に注意します。

確定診断はどうやって行う？

- □→ パルボウイルスB19の特異的IgM抗体が陽性であれば確定診断となります。

予後，自然経過は？

- □→ 2，3週間以内に軽快することが多いです。

●→ 風疹ウイルスまたはワクチン接種後

かかりやすい年齢層・男女差はある？

- □→ 思春期前の女児や，男性ではほとんど関節炎を認めません。

風疹による関節炎以外の症状は？

- □→ 風疹の三大症状は発熱，発疹，後頸部の有痛性リンパ節腫脹です。非特異的な感冒症状としてとらえられていることが多いため，流行が明らかな時期以外はこの時点での診断は難しいのですが，他人への感染性は高いので注意が必要です。
- □→ 耳介後部のリンパ節腫脹は2～3週持続します。

発疹の特徴はある？

- □→ 発熱と同時期に顔面から始まって体幹四肢に広がります。軽い瘙痒を伴う融合しない紅色丘疹が特徴的（図2）で，3～5日で消退しますが，ほとんど気づかれないくらい（数時間）しか出現しない場合もあります。

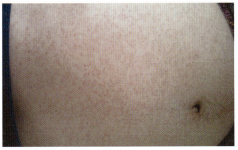
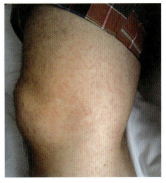

図2 ▶ 風疹の特徴的皮疹
(写真提供：沖縄県立中部病院感染症内科　成田　雅先生)

関節炎の出現時期や出現頻度は？

- 思春期以降の女児・女性では関節炎を認め，皮疹の出現時期に一致しています。急性対称性，移動性，またはadditive（付加的）で手指（MCP, PIP）関節炎など関節リウマチ症状に類似しています。2週間以内に改善します。
- 関節炎の出現頻度は女性で30％，男性で6％との報告があります。

ワクチンでも関節炎は起こる？

- 風疹ワクチン接種後2週間でも関節炎が起こりますが，軽度のことが多いです。

検査は？

- 白血球減少，異型リンパ球，血小板減少のほか，ペア血清で抗体価の上昇を調べるか，血清学的にELISAにてrubellaのIgMを測定します。

2　海外渡航歴と関連の強い関節炎

● デングウイルス

問診のポイントは？

- 2週間以内の流行地域への渡航歴を聞くことが最も重要です。海外渡航歴が2週間以上前であれば，国外発症のデング熱の可能性はほぼ除外できます。
- 渡航先ではアジア地域，特に東南アジアで感染が多くみられ，例年，インドネシア，フィリピン，タイ，インド，カンボジア，マレーシアなどへ渡航して感染した輸入感染が9割以上を占めています。

日本で感染する蚊は違う？

- 2014年には国内発症例が相次ぎました。海外で感染源となるネッタイシマカは日本にはほとんどいません。日本国内ではヒトスジシマカによる可能性があります。

典型的な臨床症状は？

- 三徴は発熱，皮疹，疼痛です。潜伏期は1週間以内で，急性の高熱で発症し，breakbone feverと表現されるように，関節炎や筋肉痛については激烈な痛みや重度の倦怠感や頭痛・眼窩痛を訴えます。

皮疹の出現時期は？ 検査所見は？

- □→ 時に瘙痒感を伴う紅斑が顕在化しますが，発症数日後の解熱時期に一致します。
- □→ 検査所見では，白血球減少（好中球減少），血小板減少，肝機能異常を認めます。

診断は？

- □→ RT-PCRによる遺伝子検出，IgM抗体検出，非構造蛋白NS1抗原検出により実験室診断される例が大半です。

●→ チクングニヤウイルス

問診のポイントは？

- □→ デングウイルスと同様に，2週間以内の流行地域への渡航歴を聞くことが最も重要です。
- □→ 海外渡航歴がある場合，特にアジア，東南アジア，カリブ海，アフリカなどからの帰国後にみられることから，流行地域を把握しておく必要があります。
- □→ 海外渡航歴なしの日本国内での発症はこれまでにありません。

典型的な関節炎の臨床像は？

- □→ 潜伏期10日で，ほぼ全例で突然の激痛を伴う対称性関節炎および高熱がみられるのが特徴です。数週以内に消退しますが，時に数カ月から1年以上持続する症例があります。

関節炎以外の症状は？

- □→ 顔面浮腫や皮疹（顔面や体幹部の紅斑），結膜炎，筋肉痛を伴います。

検査所見は？

- □→ 白血球減少や血小板減少，肝機能異常がみられます。

診断は？

- □→ PCR法によるウイルスRNA検出，特異的IgM抗体やIgGのペア血清を用います。

3 その他の急性多関節炎

●→ B型肝炎ウイルス

関節炎の発症の時期とその後の経過は？

- □→ 急性B型肝炎の前駆期にみられます。関節炎は10〜25％にみられます。黄疸出現前の前駆期に，発熱や筋肉痛，対称性関節炎（手，膝，足）が出現し，関節リウマチに似ています。

□→ 2，3週以内に自然寛解します。

皮疹の特徴は？

□→ 関節炎の出現と同時に，典型的には下肢を中心とした蕁麻疹様紅斑または紅斑がみられます。

関節炎はいつまで続く？

□→ 黄疸が出現すると関節炎もよくなります。

検査値の異常で知っておくべきポイントは？

□→ リウマトイド因子が25％で陽性になり，補体低値も認めるため，関節リウマチの初期やシェーグレン症候群と混同しないよう注意しましょう。

□→ 関節炎出現時には正常であったトランスアミナーゼが上昇したり，黄疸がみられるときには急性B型肝炎の診断にたどりつきやすくなります。

4 慢性多関節炎

●→ C型肝炎ウイルス（HCV）による関節炎

HCVが直接原因となる関節炎の頻度は？

□→ およそ5％程度と考えられています。

HCV関節炎のパターンは？

□→ RAに類似した慢性対称性関節炎または少関節炎のパターンをとります。

RAとの鑑別は？

□→ 抗CCP抗体やX線上の骨びらんにて鑑別します。

HCVに関連して起こる他のパターンの関節炎には何がある？

□→ クリオグロブリン血症による関節炎（糸球体腎炎，血管炎を伴う），治療薬のインターフェロンαによる関節炎，リウマチ疾患合併による関節炎があります。

リウマチ疾患と間違えやすい症状・検査所見はある？

□→ 上記の関節炎や，シェーグレン症候群と類似した乾燥症状（～20％）があります。検査では血球減少，リウマトイド因子陽性（～50％），抗核抗体陽性（～10％），C4低値を認めることがあります。

●文 献
1) Calabrese LH, et al：Infect Dis Clin North Am 19(4)：963-980, 2005.
2) Colmegna I, et al：Rheum Dis Clin North Am 35(1)：95-110, 2009.

3章 関節リウマチはどう診たらいいの？

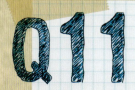

診断はどうするの？

土師陽一郎

- ◉診断のためには何からすればいい？
    - 2010年に改訂された米国リウマチ学会（American College of Rheumatology；ACR）/欧州リウマチ学会（European League Against Rheumatism；EULAR）の分類基準に沿って評価しよう．この基準が一般医家向けにもよく考慮された分類基準で使いやすい！
- ◉関節リウマチで関節が腫れているかどうかを疑うには？
    - まず，痛い関節も痛くない関節も視て触る．可動域制限も評価しよう．
    - よくわからなかったらsqueeze testで陽性かどうかを確認しよう．
    - 好発部位と非好発部位を知ろう．
      【好発部位】
      近位指節間（PIP）関節，中手指節（MCP）関節，手関節
      【非好発部位】
      遠位指節間（DIP）関節
- ◉関節リウマチの重要な鑑別診断は？
    - 変形性関節症
    - ウイルス性関節炎
    - リウマチ性多発筋痛症
    - 脊椎関節炎（特に乾癬性関節炎）
    - 抗核抗体関連膠原病〔全身性エリテマトーデス（SLE），シェーグレン症候群，多発性筋炎（PM）/皮膚筋炎（DM），全身性強皮症（SSc），混合性結合組織病（MCTD）〕
- ◉検査は何を出したらいい？
    - リウマトイド因子（RF）
    - 抗CCP抗体
    - CRP，ESR
    - 手足のX線写真

症例を みてみよう！ **52歳，女性**

半年前から手のこわばりあり，2カ月前から右手第2指PIP関節が腫れて十分に握れなくなった。ガーデニングのしすぎによる腱鞘炎かと思い様子をみていたが，徐々に両側の第3〜5指のMCP関節，手関節，右足の第5中足趾節（MTP）関節が腫れてきたため近医整形外科受診。関節リウマチ疑いで血液検査を施行したところCRP 2.1mg/dLと上昇あり，膠原病内科紹介となった。手・足のX線写真を撮影しても明らかな骨びらんは認めなかった。

1 この患者さんは本当に関節リウマチ？

☐→ ACR/EULARの基準（表1）[1]に沿って評価しますが，その前に1つ以上の関節の腫脹があること，またそれ以外の疾患では説明できないことが前提とされています。

☐→ まず，関節の腫脹部位が1つ以上あるかどうか，視診・触診しましょう。

表1 ▶ ACR/EULAR関節リウマチ分類基準

		スコア
腫脹または圧痛関節数[*1] （0〜5点）	1個の中〜大関節[*2]	0
	2〜10個の中〜大関節[*2]	1
	1〜3個の小関節[*3]	2
	4〜10個の小関節[*3]	3
	11関節以上（少なくとも1つは小関節[*3]）	5
血清学的検査 （0〜3点）	RFも抗CCP抗体も陰性	0
	RFか抗CCP抗体のいずれかが低値の陽性[*4]	2
	RFか抗CCP抗体のいずれかが高値の陽性[*5]	3
滑膜炎の期間 （0〜1点）	6週間未満	0
	6週間以上	1
急性期反応 （0〜1点）	CRPもESRも正常値	0
	CRPかESRが異常値	1

*1：DIP，第1CMC，第1MTPは除外
*2：肩，肘，膝，股関節，足首を含む
*3：MCP，PIP，MTP2〜5，第1IP，手首を含む
*4：基準値上限より大きく上限の3倍以内の値
*5：基準値の3倍より大きい値
スコア：6点以上ならば関節リウマチ（RA）と分類される。

MCP：中手指節関節，PIP：近位指節間関節，MTP：中足趾節関節，IP：指節間関節，DIP：遠位指節間関節，CMC：手根中手間関節

（文献1より引用）

2　関節が腫れているか，関節炎があるかわからないときはどうしたらいい？

● まず，痛い関節も痛くない関節も視て触ってみる！

- 自覚症状と関節腫脹部位が一致しているとは限りません。新しい分類基準では足趾の関節（第2～5MTP関節）まで触ることが前提となっています。好発部位の手・足はくまなく触診し，漏れがないようにしましょう。
- 触ってみることに慣れると，正常な関節と腫脹している関節の違いがわかってくるようになります。関節には腫脹・熱感・発赤・疼痛の炎症所見がありましたか？

● 可動域制限も評価しよう

- 腫れている関節には炎症の徴候として機能障害，つまり可動域制限が出てきます。特に上肢の関節で可動域制限が出た場合には，日常生活の動作で簡単に問診することができます。
- ただし，関節炎がなくても可動域制限が出現することがあり（肩関節周囲炎，いわゆる五十肩などによって出現），注意が必要です。

> 肩関節：180度外転できるか？　後頭部の洗髪ができるか？
> 肘関節：屈曲・伸展が完全にできるか（5～145度）？　顔を洗えるか？
> 手関節：掌屈・背屈が完全にできるか（掌屈90度，背屈70度）？　蛇口をひねることができるか？

● それでもよくわからなかったらsqueeze testで陽性かどうかを確認しよう

- 図1[2)]のようにMCP関節，MTP関節を第1指と第5指の外側から横断的に圧迫すると，関節炎がある場合に疼痛が生じることからスクリーニング手技として有用です。

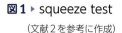

図1 ▶ squeeze test
（文献2を参考に作成）

3　関節炎の特徴は？

- 今評価して腫れている関節は6週間以上持続して腫脹しているでしょうか？　関節リウ

マチは関節の炎症所見が消失せず持続することが特徴で，通常治療を行っていなければ炎症部位が増えていき，やがて両側対称性の多関節炎になっていくことが多いです。

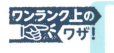
関節炎の持続期間が半日〜数日間で，他の関節へ関節炎が移っていく移動性関節炎（migratory arthritis）は，SLE，リウマチ熱，ウイルス性関節炎，感染性心内膜炎，播種性淋菌感染症などを示唆します。

4 検査は何が有用？

□→ 確定診断のための検査と，除外診断のための検査があります。

● 確定診断のための検査

□→ 確定診断のために有用なのが，みなさんもすぐに思いつく自己抗体，炎症反応です。手足のX線写真も有用です。

□→ 自己抗体は抗CCP抗体とRFを測定しましょう。定量検査であれば，基準値〜基準値の3倍までは弱陽性，基準値の3倍以上は強陽性となります。炎症反応はCRPもしくは血沈（ESR）が必要です。

□→ 手足のX線所見では，早期の関節リウマチでも骨びらんができている場合があります。marginal erosion（滑膜の付着部に起こる骨びらん）は関節リウマチに特徴的と言われています（☞ **Q06 図4A**）。

□→ 乾癬性関節炎などの他疾患を除外でき，骨びらんがあれば，この時点で関節リウマチと確定診断できます。

● 除外診断のための検査

□→ 除外診断のための検査は以下が有用です。

- 抗核抗体：SLE，シェーグレン症候群，全身性強皮症，筋炎の除外目的
- 肝機能（AST，ALT）：ウイルス性関節炎の除外目的
- クレアチンキナーゼ（CK）：筋炎の除外目的
- 手X線所見のDIP病変：変形性関節症，乾癬性関節炎の除外目的

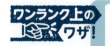

客観的に関節炎が同定できる画像検査は？

関節超音波と関節MRIが有用です。特に関節超音波は，安価で容易に検査することができます。関節腫脹が疑われる部位にパワードプラシグナル（図2）[3]が認められる場合は客観的に関節炎を同定することができます。

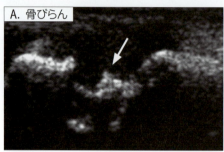

A. 骨びらん

骨びらんによる中手骨骨皮質の不整を認める。

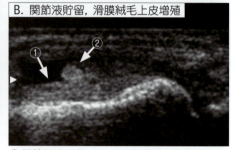

B. 関節液貯留，滑膜絨毛上皮増殖

①関節腔内に無エコーの液貯留を認める。
②滑膜絨毛上皮の増殖もみられる。

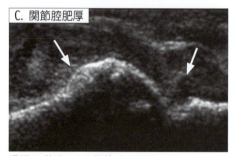

C. 関節腔肥厚

滑膜の増殖による関節腔の肥厚を認める。

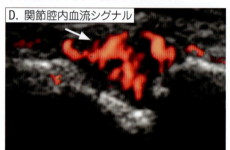

D. 関節腔内血流シグナル

パワードプラ法にて関節腔に血流シグナルを認める。

図2 ▶ 手指関節超音波画像 （文献3より引用）

5 除外診断が難しいのは？

● 変形性関節症

☐ 変形性関節症は好発年齢は高齢，DIP，PIP，もしくは手根中手間（carpometacarpal；CMC）関節で骨ばった腫脹がみられます。またDIP関節の腫脹は関節リウマチでは認められることがほとんどない点が異なります。X線写真では関節裂隙の狭小化，関節面の骨硬化，カモメサイン（seagull sign）が認められます。

● ウイルス性関節炎 (☞ Q10)

☐ 関節の腫脹部位の分布や腫れ方は関節リウマチと見分けがつきません。先行感冒様症状や，罹患者との接触歴，海外渡航歴に加え肝機能異常や比較的短期間で自然軽快に

向かう点がポイントとなります。

● リウマチ性多発筋痛症（PMR）（☞Q18）

☐ PMRで手指・足趾が腫れる場合，関節の腫脹部位の分布や腫れ方は関節リウマチと見分けがつきません。下記所見が特徴的で診断の一助になります。
- 比較的高齢発症である
- 近位筋や大関節の症状が比較的多い
- 首から肩にかけての疼痛，臀部の疼痛，寝返りが打てないなどの病歴がある
- RF，抗CCP抗体が陰性である
- 関節超音波検査において，特徴的な上腕二頭筋長頭腱周囲／三角筋下もしくは股関節大転子部の滑液包炎を認める

● 脊椎関節炎（特に乾癬性関節炎）（☞Q25）

☐ その名前の通り，椎体や仙腸関節の関節炎を特徴とする疾患です。皮膚疾患である乾癬に伴う関節炎は，脊椎病変だけでなく末梢関節炎も呈することが多く，PIPやMCPの腫れは関節リウマチと区別がつかない可能性があります。

☐ 一部は皮疹より関節炎が先行することがあることから，乾癬の家族歴や爪病変，指炎やDIPの関節炎に注意し，髪の生え際や頭皮，腋窩・鼠径などの擦過部位に皮疹がないか注意して診察してみましょう。

● 抗核抗体関連膠原病 〔SLE（☞Q20），シェーグレン症候群（☞Q22），PM／DM（☞Q23），全身性強皮症（SSc，☞Q24），混合性結合組織病（MCTD）〕

☐ 関節炎で発症する膠原病もありますが，特徴的な皮疹や発熱，漿膜炎（胸膜炎，心膜炎），腎炎，間質性肺炎などの臓器障害を合併することが多いです。

☐ また，疾患によりばらつきがありますが，**表2**[4]のように抗核抗体陽性を呈することが多いです。抗核抗体でスクリーニングし，陽性の場合これらの疾患を除外するような問診，各種特異抗体検査を提出してもよいかもしれません。

表2 ▶ 抗核抗体の各疾患に対する感度

疾患	感度（％）
全身性エリテマトーデス	95〜100
全身性強皮症	60〜80
シェーグレン症候群	40〜70
多発性筋炎・皮膚筋炎	30〜80

（文献4より引用）

●文献

1) 日本リウマチ学会新基準検証委員会 編:ACR/EULAR関節リウマチ分類基準.(2016年4月閲覧)
   http://www.ryumachi-jp.com/info/120115_table3.pdf
2) Emery P, et al:Ann Rheum Dis 61(4):290-297, 2002.
3) 佐川 昭:jmedmook 3:40-43, 2009.
4) Kavanaugh A, et al:Arch Pathol Lab Med 124(1):71-81, 2000.
5) Aletaha D, et al:Ann Rheum Dis 69(9):1580-1588, 2010.
6) 日本リウマチ学会新基準検証委員会 編:鑑別疾患難易度別リスト.(2016年4月閲覧)
   http://www.ryumachi-jp.com/info/120115_table1.pdf

3章 関節リウマチはどう診たらいいの？

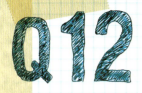

Q12 治療開始前スクリーニングって？
——B型肝炎・C型肝炎・結核など

土師陽一郎

- ◉ 治療開始前になぜスクリーニングするの？
  - 関節リウマチの治療に伴う免疫抑制で現在感染している（潜伏している）感染症が悪化したり，再活性化することがあるため。
- ◉ 何をスクリーニングしたらいいの？
  - インターフェロンγ遊離試験（T-SPOT®，クオンティフェロン®）
  - ツベルクリン反応

  B型肝炎
  　HBs抗原，HBc抗体，HBs抗体，HBV-DNA定量

  C型肝炎
  　HCV抗体

症例をみてみよう！　75歳，女性

1年前に関節リウマチと診断され，メトトレキサートで治療していたが改善なく，生物学的製剤で治療開始。若い頃肋膜炎（胸膜炎）と言われていたが，結核の罹患や治療歴の自覚はなかった。スクリーニング検査を行わずに治療を開始した4カ月後，発熱で来院。胸部CTでtree-in-bud（木の芽：小葉中心性分岐状影）所見を認め，粟粒結核と診断。緊急入院，4剤併用療法で治療開始となった。

1　結核は忘れた頃にやってくる！

☐→ 結核は過去の感染症と思ってはいけません。日本は先進国の中ではいまだ結核罹患者の多い国です。

☐→ また，典型的な咳・痰などの肺結核の活動性症状がなくても，過去に感染し現在は免

Q12 ● 治療開始前スクリーニングって？——B型肝炎・C型肝炎・結核など　77

疫力により抑え込まれている潜在性結核という状態の方もいます。

● どうスクリーニングするの？

- インターフェロンγ遊離試験（T-SPOT®やクオンティフェロン®），もしくはツベルクリン反応検査を行います。

①検査陰性の場合
- 特に疑わしい病歴がなければ活動性感染や既往感染はないと判断し，免疫抑制薬や生物学的製剤による治療を行います。

②検査陽性の場合
- BCG接種後はツベルクリン反応で陽性になる場合があります。
- 胸部X線写真や胸部CTで特徴的な肺尖部の空洞を伴う陰影や肺炎像がないかチェックし，活動性結核か潜在性結核かを判断する必要があります。
- 肺結核の活動性が疑わしい場合は，3日連続喀痰検査で排菌がないかチェックし，他の臓器にも明らかな感染巣がないかをスクリーニングします。

● どう治療するの？

- 活動性結核と潜在性結核で治療法は異なります。

①活動性結核
- 活動性の場合は治療が必要です。専門家へコンサルトするか，通常レジメンの4剤併用療法［イソニアジド（INH），リファンピシン（RFP），ピラジナミド（PZA），エタンブトール（EB）］で治療します。

②潜在性結核
- リスクとベネフィットを考えて治療するべきかの検討が必要ですが，妊娠などがなく，関節リウマチのように免疫抑制を行う場合は治療を考慮します。通常，**表1**のような治療を行います。
- 生物学的製剤使用前には最低でも**表1**の治療を3週間以上先行させてからでないと，治療中・治療後の結核発症リスクが高まります。

表1 ▶ 潜在性結核の治療

治療薬剤	標準量（mg/kg/日）	最大量（mg/日）	投与期間（カ月）
イソニアジド	5	300	9
リファンピシン	10	600	4

イソニアジドのほうが安価でよく使用されているため，第一選択として推奨されることが多い。

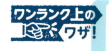
特に生物学的製剤使用中の結核感染は，粟粒結核や結核性リンパ節炎などの肺外結核が半数以上を占めると言われており，生物学的製剤投与中の熱源不明の発熱をみたら結核感染を疑って検索することが大事です。また，結核感染を否定できない場合は専門家に相談し，抗結核薬の投与を積極的に考慮します。

2 怖いB型肝炎再活性化

● B型肝炎ってそんなに危ないの？

- B型肝炎が持続感染しているキャリアや，既に感染し治癒したと思われている既往感染でも，免疫抑制に伴って再活性化し劇症肝炎に至る例や死亡例が報告されています（**図1**）[1]。

- 急性B型肝炎よりも頻度は低いものの，劇症化するとより死亡率が高いと言われています。

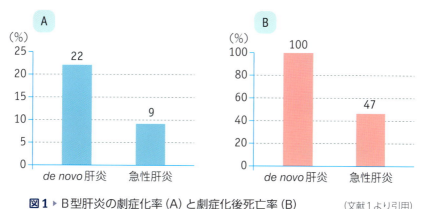

図1 ▶ B型肝炎の劇症化率（A）と劇症化後死亡率（B）

（文献1より引用）

● B型肝炎のキャリアと既往感染者はどのくらいいるの？

- 日本人におけるB型肝炎キャリア（HBs抗原陽性）は130万人（全人口の約1%）程度と言われています。一般人口での罹患率を**表2**に示します[2]。既往感染者は意外に多いと感じられるのではないでしょうか。

表2 ▶ B型肝炎のキャリアと既往感染者の罹患率

HBVキャリア	HBV既往感染
1.5%（56/3,874例）	23.2%（899/3,874例）

（文献2より改変）

> HBs抗原陽性→B型肝炎ウイルスキャリア
> HBs抗原陰性→HBs抗体陽性and/or HBc抗体陽性

● どんな感染プロフィール，免疫抑制でリスクが高いの？

□ HBs抗原陽性のキャリアがより危険ですが，免疫抑制の程度が高い臓器移植や造血幹細胞移植では高リスクです．最近，膠原病領域の治療でも用いられるリツキシマブ＋ステロイドも比較的リスクは高いと考えられます（図2）[2]．

□ 既往感染者に対する化学療法やステロイド・免疫抑制薬は低リスクと考えられていますが，まったくリスクがないわけではありません．ガイドライン化されており（☞次頁），定期的なモニタリングが必要です．

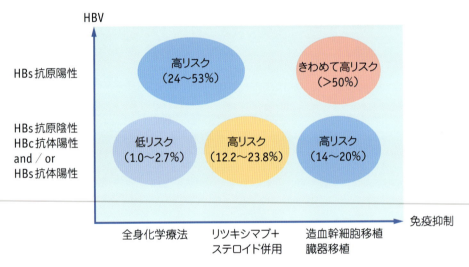

図2 ▶ B型肝炎感染プロフィールと免疫抑制による再活性化リスク （文献2より改変）

● B型肝炎再活性化はどう対策したらいいの？

□ B型肝炎感染プロフィールを検査することから始まります．図3[3]を参照して下さい．保険診療でもすべて同時に測定してはならないことになっています．

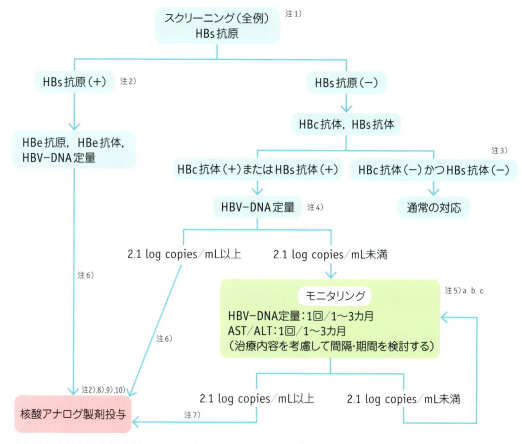

図3 ▶ 免疫抑制・化学療法により発症するB型肝炎対策ガイドライン （文献3より引用）

補足：血液悪性疾患に対する強力な化学療法中あるいは終了後に，HBs抗原陽性あるいはHBs抗原陰性例の一部にHBV再活性化によりB型肝炎が発症し，その中には劇症化する症例があり，注意が必要である。また，血液悪性疾患または固形癌に対する通常の化学療法およびリウマチ性疾患・膠原病などの自己免疫疾患に対する免疫抑制療法においてもHBV再活性化のリスクを考慮して対応する必要がある。通常の化学療法および免疫抑制療法においては，HBV再活性化，肝炎の発症，劇症化の頻度は明らかでなく，ガイドラインに関するエビデンスは十分ではない。また，核酸アナログ投与による劇症化予防効果を完全に保証するものではない。

注1）免疫抑制・化学療法前に，HBVキャリアおよび既往感染者をスクリーニングする。まずHBs抗原を測定して，HBVキャリアかどうか確認する。HBs抗原陰性の場合には，HBc抗体およびHBs抗体を測定して，既往感染者かどうか確認する。HBs抗原・HBc抗体およびHBs抗体の測定は，高感度の測定法を用いて検査することが望ましい。また，HBs抗体単独陽性（HBs抗原陰性かつHBc抗体陰性）例においても，HBV再活性化は報告されており，ワクチン接種歴が明らかである場合を除き，ガイドラインに従った対応が望ましい。

注2）HBs抗原陽性例は肝臓専門医にコンサルトすること。すべての症例で核酸アナログ投与にあたっては肝臓専門医にコンサルトするのが望ましい。

注3）初回化学療法開始時にHBc抗体，HBs抗体未測定の再治療例および既に免疫抑制療法が開始されている例では，抗体価が低下している場合があり，HBV-DNA定量検査などによる精査が望ましい。

注4）既往感染者の場合は，リアルタイムPCR法によりHBV-DNAをスクリーニングする。

注5）a．リツキシマブ・ステロイド，フルダラビンを用いる化学療法および造血幹細胞移植例は，既往感染者からのHBV再活性化の高リスクであり，注意が必要である。治療中および治療終了後少なくとも12カ月間，HBV-DNAを月1回モニタリングする。造血幹細胞移植例は，移植後長期間のモニタリングが必要である。

b．通常の化学療法および免疫作用を有する分子標的薬を併用する場合においても頻度は少ないながら，HBV再活性化のリスクがある。HBV-DNA量のモニタリングは1〜3カ月ごとを目安とし，治療内容を考慮して間隔および期間を検討する。血液悪性疾患においては慎重な対応が望ましい。

c．副腎皮質ステロイド，免疫抑制薬，免疫抑制作用あるいは免疫修飾作用を有する分子標的治療薬による免疫抑制療法においても，HBV再活性化のリスクがある。免疫抑制療法では，治療開始後および治療内容の変更後少なくとも6カ月間は，月1回のHBV-DNA量のモニタリングが望ましい。6カ月後以降は，治療内容を考慮して間隔および期間を検討する。

注6）免疫抑制・化学療法を開始する前，できるだけ早期に投与を開始するのが望ましい。ただし，ウイルス量が多いHBs抗原陽性例においては，核酸アナログ予防投与中であっても劇症肝炎による死亡例が報告されており，免疫抑制・化学療法を開始する前にウイルス量を低下させておくことが望ましい。

注7）免疫抑制・化学療法中あるいは治療終了後に，HBV-DNAが2.1 log copies/mL以上になった時点で直ちに投与を開始する。免疫抑制・化学療法中の場合，免疫抑制薬や免疫抑制作用のある抗腫瘍薬は直ちに投与を中止せず，対応を肝臓専門医と相談するのが望ましい。

注8）核酸アナログはエンテカビルの使用を推奨する。

注9）下記の条件を満たす場合には核酸アナログ投与の終了を検討してよい。
スクリーニング時にHBs抗原陽性例ではB型慢性肝炎における核酸アナログ投与終了基準を満たす場合。
スクリーニング時にHBc抗体陽性またはHBs抗体陽性例では，
(1) 免疫抑制・化学療法終了後，少なくとも12カ月間は投与を継続すること。
(2) この継続期間中にALT（GPT）が正常化していること。（ただしHBV以外にALT異常の原因がある場合は除く）
(3) この継続期間中にHBV-DNAが持続陰性化していること。

注10）核酸アナログ投与終了後少なくとも12カ月間は，HBV-DNAモニタリングを含めて厳重に経過観察する。経過観察方法は各核酸アナログの使用上の注意に基づく。経過観察中にHBV-DNAが2.1 log copies/mL以上になった時点で直ちに投与を再開する。

> ① HBs抗原検査
> ↓　①が陰性の場合
> ② HBs抗体・HBc抗体検査
> ↓　②のいずれかが陽性の場合
> ③ HBV-DNA検査

- ②のいずれかが陽性の際には，③が検出不能でも免疫抑制を行っている間およびその後一定期間（少なくとも12カ月）は，③を1～3カ月ごとに定期的に検査することとされています（免疫抑制療法の最初6カ月間は1カ月ごと）。

● キャリアやB型肝炎既往感染者は生物学的製剤（リツキシマブ含む），ステロイドパルスを使えない？

- キャリアであった場合は通常投与を避けるべきとされています。
- キャリアに投与を行う場合は消化器内科へコンサルトし，核酸アナログ（エンテカビル水和物0.5mg/日，1日1回空腹時）の併用を考慮します。
- 既往感染者の場合はモニタリング，HBV-DNAが測定可能ではあるが，肝障害を呈していないウイルス血症の状態であれば核酸アナログ製剤の投与により劇症肝炎は防げるとされています。

● 再活性化がわかったら免疫抑制は即中止？！

- 急な中止は行ってはいけません。免疫抑制療法の中止は肝炎の重症化，劇症化をもたらす可能性があります。このため，免疫抑制療法の継続または中止については肝臓専門医もしくは消化器内科医とともに慎重に検討することが必要です。
- 現在，核酸アナログ製剤投与下に免疫抑制療法を継続することは可能と考えられています。

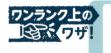

既往感染者が免疫抑制によりB型肝炎を発症した症例では，まず血清HBV-DNAが上昇，1カ月以上の経過を経てからALT値の上昇が認められるとされています[4]。HBV-DNA（TaqManPCR法）で月1回測定し，検出感度以上になった時点で核酸アナログ製剤を投与しても，重篤な肝炎の発症は予防可能と考えられています。

3 C型肝炎も要フォロー

- C型肝炎はB型肝炎ほど劇症化し致命的になることはありませんが，免疫抑制により

悪化する可能性はあります．スクリーニングし，感染していればモニタリングする必要があります．

● どうスクリーニングするの？

- まずHCV抗体を測定し，陽性であればHCV-RNAを測定してウイルス量を評価し，モニタリングするか，消化器内科/肝臓内科へコンサルトすることが望ましいと考えられます．

● 関節リウマチ患者におけるC型肝炎治療はどうしたらいいの？

- また「関節リウマチ治療ガイドライン」(米国リウマチ学会，2015年)[5]でも関節リウマチ患者と非関節リウマチ患者で治療を変えるべきではないとしています．
- 抗ウイルス薬の発展によりC型肝炎治療がパラダイムシフトを迎えていることから，積極的に専門医へコンサルトし，協力して患者をフォローしていく必要があります．

● HCV感染者に生物学的製剤は使えないの？

- 生物学的製剤は感染症併発例として慎重投与に該当すると考えられますが，禁忌ではありません．
- ただし，腫瘍壊死因子(tumor necrosis factor；TNF)阻害薬を使用したC型肝炎合併感染の例において，抗ウイルス薬を併用していなかった際にウイルスの活動性上昇がみられたという報告があります．したがって，抗ウイルス薬については消化器内科/肝臓内科の医師と十分相談してから投与することが望ましいと考えられます．

● 文 献

1) Umemura T, et al：Clin Infect Dis 47(5)：e52-56, 2008.
2) Kusumoto S, et al：Int J Hematol 90(1)：13-23, 2009.
3) B型肝炎治療ガイドライン(第2.1版)．日本肝臓学会　肝炎診療ガイドライン作成委員会，編. 2015. (2016年4月閲覧)
   https://www.jsh.or.jp/files/uploads/HBV_GL_ver2.1_May11.pdf
4) Hui CK, et al：Gastroenterology 131(1)：59-68, 2006.
5) Singh JA, et al：Arthritis Rheumatol 68(1)：1-26, 2016.
6) 日本リウマチ学会：B型肝炎ウイルス感染リウマチ性疾患患者への免疫抑制療法に関する提言(改訂). (2016年4月閲覧)
   https://www.ryumachi-jp.com/info/news110906.html

3章 関節リウマチはどう診たらいいの？

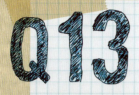
Q13 疾患活動性評価って？

押川英仁

- ◉関節リウマチ（RA）の疾患活動性評価はどのように行うか？
    - clinical disease activity index（CDAI）〔圧痛関節数＋腫脹関節数＋患者全般評価（visual analogue scale；VAS 0〜10cm）＋医師全般評価（VAS 0〜10cm）〕で評価する．
- ◉疾患活動性評価を行う頻度は？
    - 活動性があれば1〜3カ月ごと，寛解維持中も3〜6カ月ごとに行う．
- ◉疾患活動性以外に定期的評価が必要なものは？
    - modified health assessment questionnaire（mHAQ）による機能的評価．
    - 手・足および罹患関節の単純X線による構造的評価．

症例をみてみよう！

34歳，女性

3カ月前から特に朝方に両手の強いこわばりを自覚するようになり，1カ月前から手指・手首の痛みのために家事が困難になってきたため当院を受診．診察にて両側手指関節（PIP，MCP関節）および手関節などに腫脹，圧痛を認め（図1），血液検査の結果はWBC 7,800/μL，CRP 1.5mg/dL，ESR 45mm/時，RF 50 IU/mL，抗CCP抗体22 U/mLであった．病歴および身体所見，血液検査所見から早期RAと診断された．

1 疾患活動性はどのように評価するの？

▶ RAの疾患活動性を評価できるただ1つの診察所見や検査所見はありません．関節所見（圧痛数，腫脹数），患者・医師全般評価（VASで評価），炎症反応（CRPやESR）からなる総合的疾患活動性指標を用いて評価します．

表1に代表的な疾患活動性指標と評価基準を示します（評価する28関節は図2を参照）[1]。

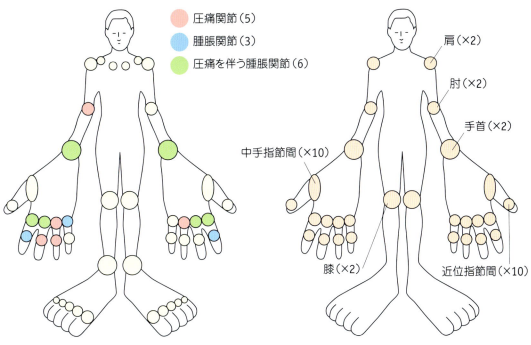

図1 ▶ 症例の関節診察所見

図2 ▶ 疾患活動性評価に用いる28関節

（文献1より引用）

表1 ▶ 疾患活動性指標と評価基準

活動性指標	臨床的寛解	低疾患活動性	中疾患活動性	高疾患活動性
DAS 28[*1]	＜2.6	＜3.2	≦5.1	＞5.1
SDAI[*2]	≦3.3	≦11	≦26	＞26
CDAI[*3]	≦2.8	≦10	≦22	＞22

*1：DAS28＝0.56×√（TJC 28）＋0.28×√（SJC 28）＋0.70×ln（ESR）＋0.014×患者全般評価（VASで0〜100 mm）
*2：SDAI＝TJC 28＋SJC 28＋患者全般評価（VASで0〜10 cm）＋医師全般評価（VASで0〜10 cm）＋CRP（mg/dL）
*3：CDAI＝TJC 28＋SJC 28＋患者全般評価（VASで0〜10 cm）＋医師全般評価（VASで0〜10cm）
DAS：disease activity score
TJC：tender joint count（圧痛関節数）
SJC：swollen joint count（腫脹関節数）
SDAI：simplified disease activity index

（文献1より引用）

日常診療の場で使いやすい疾患活動性指標は？

- CDAIは，圧痛関節数（0〜28），腫脹関節数（0〜28），患者全般評価（VASで0〜10cm），医師全般評価（VASで0〜10cm）を単純に足し算するもので，診察時にすぐに計算できるため，日常診療の場では最も使いやすい指標です。
- これを糖尿病診療におけるHbA1cと同じようにRAのコントロール指標として用います。
- 2011年に米国リウマチ学会（ACR）と欧州リウマチ学会（EULAR）が共同で新しい寛解の定義を発表していますが，日常診療における寛解の定義としてCDAI≦2.8も採用されています（**表2**）[2]。
- 実際に，冒頭に挙げた症例の疾患活動性を評価してみましょう。
- **図1**の関節所見から圧痛関節数は11，腫脹関節痛は9とわかります。患者自身に現在の関節リウマチの状態がどれくらい悪いと思うか，VAS（0〜10cm）で全般評価してもらうと7cmでした。医師による全般評価は8cmであったため，この症例のCDAIは11＋9＋7＋8＝35であり，高疾患活動性であることがわかります。

表2 ▶ ACR／EULAR新寛解定義

	臨床研究における寛解の定義	日常診療における寛解の定義
Boolean評価による定義	腫脹関節数，圧痛関節数，患者全般評価（VASで0〜10cm），CRP（mg/dL）のすべてが1以下	腫脹関節数，圧痛関節数，患者全般評価（VASで0〜10cm）のすべてが1以下
総合疾患活動性指標による定義	SDAI≦3.3	CDAI≦2.8

（文献2より引用）

疾患活動性の評価を行う頻度は？

- 関節リウマチ治療の最終的なゴールは，何の症状も障害もなく，健康な人と同じように暮らして寿命にも差がない状態にすることです。
- この実現のために，現在最も有効かつ重要であると考えられているのは"Treat-to-Target"（T2T：目標達成に向けた治療）と呼ばれる治療戦略です[3]。臨床的寛解（CDAI≦2.8）を目標とし，疾患活動性を1〜3カ月ごとに評価しながら，目標が達成されるまで治療調節を行います。
- 目標到達後も少なくとも3〜6カ月ごとに疾患活動性の評価を行い，寛解（ないしは低疾患活動性）が維持されていることを確認します。目標設定や治療計画については医師と患者間で十分に相談して決定し，共有しておくことがとても重要です。

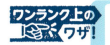
治療開始後，活動性指標のうち客観的評価項目（腫脹関節数やCRP値）は改善しているにもかかわらず，主観的評価項目（圧痛関節数や患者全般評価）に改善がみられないため寛解や低疾患活動性に入らないことがあります。このような場合は他の要因〔変形性関節症（OA）や線維筋痛症，うつ病など〕の可能性も考える必要があり，特にうつ病はRAで最も頻度が高い合併症（15％）とも言われているため注意が必要です。

2 機能的評価とは？

- RAによる身体機能障害はQOLの低下や，早期の労働能力喪失，生命予後の悪化にもつながるため，患者にとって最も現実的かつ重要な問題です。
- 身体機能評価に用いられるのはmHAQと呼ばれるもので，日常生活動作に関する質問により身体機能障害の有無や程度が把握できるようになっています（表3）。

● 機能的評価は定期的に行う必要があるの？

- 炎症性疼痛やこわばりが原因で起きる身体機能障害は可逆的ですが，経過とともに蓄積する関節のダメージが原因で起きる身体機能障害は不可逆的です。
- 可逆的な段階であれば治療介入によって改善が期待できるため，進行してしまう前に早期認識・早期治療が重要となります。
- したがって，疾患活動性評価と同様，身体機能評価も定期的な評価項目に含まれます。

表3 ▶ mHAQ

各項目の日常動作について，この1週間のあなたの状態を平均して右の4つから1つ選んで印をつけて下さい	何の困難もない（0点）	いくらか困難（1点）	かなり困難（2点）	できない（3点）
①靴ひもを結び，ボタンかけも含め自分で身支度できますか	□	□	□	□
②就寝，起床の動作ができますか	□	□	□	□
③いっぱいに水が入っている茶碗やコップを口元まで運べますか	□	□	□	□
④戸外で平坦な地面を歩けますか	□	□	□	□
⑤体全体を洗い，タオルで拭くことができますか	□	□	□	□
⑥腰を曲げ床にある衣類を拾い上げられますか	□	□	□	□
⑦蛇口の開閉ができますか	□	□	□	□
⑧車の乗り降りができますか	□	□	□	□

合計した点数の平均を求める。

毎回診察前にmHAQに記入してもらうようにしておけば，手間も時間もかけずに診察時にチェックすることができますし，以前の記録と比較することもできるので便利です。

3 構造的評価とは？

- 骨破壊が起きてしまうと通常は不可逆的であり，進展するとやがて不可逆的な身体機能障害につながってしまうので，骨破壊を抑制することは大きな治療目標の1つです。
- 構造的評価には通常単純X線が用いられ，骨びらんと関節裂隙狭小化を評価します。これらを定量的に評価するスコアで代表的なものが，modified Sharp/van der Heijde score（SHS）ですが，スコアをつけるのに時間がかかるため日常診療では用いられません。
- 日常診療においては，ルーチンで手・足2方向（正面と斜位）と罹患関節部位の単純X線を撮影し，新たな骨びらんや関節裂隙狭小化の出現がないか，または既存の所見に進展がないかをチェックします。
- 骨破壊は発症から2年以内に最も急速に進展することがわかっており，診断時と治療開始後も6カ月（少なくとも1年）ごとに単純X線にて評価を行います。

●文献
1) Singh JA, et al：Arthritis Rheumatol 68(1)：1-26, 2016.
2) Felson DT, et al：Ann Rheum Dis 70(3)：404-413, 2011.
3) Smolen JS, et al：Ann Rheum Dis 75(1)：3-15, 2016.

3章 関節リウマチはどう診たらいいの？

Q14 治療はどうする？
その1──ステロイドとNSAIDsの使用および注意点

妹尾高宏, 川人 豊

◉ステロイドはどう使う？
- 日常生活動作（activities of daily living；ADL）が低下している症例で，抗リウマチ薬の効果が発現するまでの関節炎抑制を目的として使用を考慮する。
- 治療開始から6カ月までの使用にとどめる。
- 5mg/日程度〔プレドニゾロン（PSL）0.1mg/kg/日〕を目安に設定する。
- 血管炎を伴う症例，四肢に浮腫を伴う活動性が高い症例では必要なステロイド量が多い。
- 感染症，骨粗鬆症，糖代謝異常など多彩な副作用に注意する。

◉非ステロイド性抗炎症薬（NSAIDs）はどう使う？
- 疼痛コントロールが必要なときに使用し，長期連用しない。
- 消化性潰瘍や消化管障害，腎障害などの副作用に注意する。
- 効果がある程度確保され，副作用の少ない薬剤を選択することが多い。
- 高齢者は副作用発現の危険性が高いため，用量や投与期間に留意する。

症例を▶▶▶みてみよう！　**72歳，女性，主婦**

3年前より両足浮腫や関節痛で歩行が困難になることがあり，PSLが著効した。その後は無治療で経過していたが2カ月前から右足浮腫，さらに右手関節の腫脹・疼痛，左足浮腫，両肩関節の腫脹・疼痛をきたすようになり受診した。RF 44U/mL，抗CCP抗体500U/mL以上と著明な高値でCRP 18.2mg/dLと上昇していた。関節超音波検査では両手・両肩を中心に著明な滑膜炎と皮下浮腫を認める。疼痛のため歩行にも支障がある。

1 ステロイドは関節リウマチ治療において重要な補助治療薬

● ステロイドは関節リウマチにどんな効果があるの？

- ステロイドは1948年に世界で初めて関節リウマチに使用され，劇的な効果を得ました。その後の研究でもステロイドの強力な抗炎症効果が証明されています。PSL換算で5〜7.5mg/日にて一定の骨破壊抑制効果も示され，欧州リウマチ学会の推奨にも記載されています[1]。
- ただし，他の抗リウマチ薬（DMARDs☞94頁）と比較すると，単独での骨破壊抑制効果は不十分です。

● ステロイドにはどんな種類があるの？

- 関節リウマチ治療に用いられているステロイドには様々な種類があります。代表的なものを表1に示します。
- PSLが最も汎用され，関節内注射にはトリアムシノロンなどが広く用いられています。

表1 ▶ 代表的なステロイドの特徴

	血中半減期（時間）	抗炎症作用	対応量（mg）	鉱質コルチコイド作用	特徴
ヒドロコルチゾン	1.2	1	20	1	副腎から分泌されるステロイド
プレドニゾロン	2.8	4	5	0.8	最も汎用される
メチルプレドニゾロン	2.8	5	4	0.5	鉱質コルチコイドが低く半減期が適度。パルス療法で用いられる
トリアムシノロン	—	5	4	0	局所注射に用いられる
デキサメタゾン	3.5	25	0.75	0	作用時間が長く中枢作用が強い
ベタメタゾン	3.5	25	0.75	0	作用時間が長く中枢作用が強い

● ステロイドの副作用は？

- 高用量ステロイドの長期投与は，一般細菌のみならず日和見感染などすべての感染症のリスクを増やします。
- PSL 5〜10mg/日の低用量であっても肺炎のハザード比は1.7〜2.9と高く，感染のリスクは高まるとされています[2]。
- 生物学的製剤を用いている場合は，PSL 6mg/日以上でニューモシスチス肺炎のリスクとなります[3]。
- ステロイドは骨形成を低下させ，骨吸収亢進となり骨粗鬆症を起こします。用量依存

的に起きるとされ，PSL 5mg/日以上でリスクが高いという報告[4]がありますが，それ以下の量でも骨粗鬆症は合併しやすいです。

- そのほか，糖代謝異常，動脈硬化，脂質代謝異常，尿路結石，消化管障害など様々な副作用があります。これらの副作用のいくつかは高頻度で起きてきます。ステロイドは強力な抗炎症効果を持つものの，これらの副作用も必ず考慮して処方すべきです。

ステロイドはどんなときに用いるの？

- ステロイドには即効性があります。それに対して関節リウマチ治療の主体であるメトトレキサートなどのDMARDsは，効果の発現に1～3カ月程度を要します。
- DMARDsが効果を示すまでの期間の治療に，症状が強くADLの低下が強い症例ではステロイドは有用です。ただ長期に連用すると前述のような副作用が出現するため，治療開始後6カ月の使用にとどめることが診療ガイドラインに記載されています[2]。

①投与量

- ステロイドの有効性も副作用も用量依存性です。関節リウマチ治療を行うにあたって有効性と副作用のバランスを考えると，日本人ではPSL換算で5mg/日前後（0.1mg/kg/日）が至適投与量と考えられます。

②局所投与

- 関節炎が少数で特に膝などの大きな関節に炎症が持続する場合は，トリアムシノロン筋注（皮内）用関節腔内用水懸注の投与が行われています。
- 大関節には10～20mg，小関節には1～2mgほど投与しますが，頻回の注射は骨壊死や感染のリスクになるため，一般的には1カ月以上の間隔で投与します。

③ステロイドを積極的に使うべき症例

- 関節リウマチの関節外症状として血管炎や胸膜炎，間質性肺炎をきたす場合があります。この場合はステロイドが必須で，中等量（PSL換算で20～30mg/日）から，場合によって大量投与（PSL換算で1mg/kg/日）が必要になってきます。
- 前記の症例のように高齢発症の関節リウマチには，手足の浮腫を伴うRS3PE（remitting seronegative symmetrical synovitis with pitting edema）症候群と類似した症状を呈する場合があります。この場合はステロイドが著効するので，PSL 10mg/日程度で多くの症例では短期間に浮腫や関節炎が消退します。
- また，悪性腫瘍合併例や妊娠例でも，免疫抑制薬を用いることができないためステロイドが使用されます。

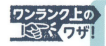
一般的にはDMARDsの効果が発現するまでの期間にステロイドやNSAIDsを用いることになるのですが，症状が強くADLの著しい低下がある症例ではステロイドは有用です．DMARDsの効果が十分に発現する時期からはステロイドの漸減を積極的に進め，6カ月以内の使用にとどめないといけません．

ただし，ステロイド減量時には関節炎が軽減しているにもかかわらず疼痛の悪化がよくみられ，中止が困難になることがしばしばあります．NSAIDsやアセトアミノフェン，トラマドールなど他の鎮痛薬をしっかり用いてステロイドの漸減を進めましょう．

2 NSAIDsは関節リウマチ治療において欠かせない補助治療薬

● NSAIDsは関節リウマチにどんな効果があるの？

- NSAIDsは関節の疼痛を軽減できます．しかし関節リウマチの炎症を完全には制御できず，関節破壊の進行は抑制できません．
- ただしDMARDsは直接的な鎮痛作用が乏しいため，関節炎がコントロールできるまでは，疼痛の軽減を図り日常生活への影響を最小限にとどめるためNSAIDsの併用は有用です．

● NSAIDsにはどんな種類があるの？

- 日本には約50種類のNSAIDsが上市されています．鎮痛作用が強いものから弱いもの，副作用が軽減されているものなど，各薬剤に特徴があります．代表的なものを**表2**に示します．
- 一般的に従来型のほうが鎮痛効果は強く，選択的シクロオキシゲナーゼ（cyclooxy-genase；COX）-2阻害薬のほうが消化管障害が少ない傾向があります．最近では副作用が少ない薬剤が好まれています．

表2 ▶ 関節リウマチによく用いられるNSAIDs

選択的COX-2阻害薬	セレコキシブ
COX-2選択性の高い薬剤	エトドラク，メロキシカム，ナブメトン
プロドラッグ*	ロキソプロフェン，ロルノキシカム
従来型非選択性NSAIDs	ジクロフェナク

＊：プロドラッグは消化管で吸収されてから活性化されるため，胃腸障害が少ない．

● NSAIDsの副作用は？

- 代表的なNSAIDsの副作用として，消化性潰瘍と胃腸障害があります．これらの副作用を軽減するため，COX-2選択性が高い薬剤やプロドラッグをよく選択します．
- 連用する場合には腎機能障害にも留意する必要があります．また，アスピリン喘息の有無に関しても十分な問診が必要です．
- 高齢者はNSAIDsの副作用の発現率が高く，減量して投与したり，短期にとどめたりするなどの工夫が必要です．

● NSAIDsはどんなときに用いるの？

- まず，関節リウマチの診断がつくまでの症状軽減に用います．診断後もDMARDsが効果を十分に発現するまでの疼痛コントロールに有用です．また，治療が奏効したあとの再燃時にも有用です．関節破壊が進行してしまい疼痛が残る場合にも使用します．
- いずれにしても，疼痛が軽快した場合はNSAIDsの投与を中止して，長期連用は避けるように努めます．
- 前記の症例では，来院時よりセレコキシブを用いて疼痛コントロールを図り，ステロイドとDMARDsの効果が出現しはじめた時期に減量し，頓用に切り替えて中止しました．

●文 献
1) Gorter SL, et al：Ann Rheum Dis 69(6)：1010-1014, 2010.
2) 日本リウマチ学会 編：関節リウマチ診療ガイドライン2014. メディカルレビュー社, 2014.
3) Wolfe F, et al：Arthritis Rheum 54(2)：628-634, 2006.
4) Nawata H, et al：J Bone Miner Metab 75(1)：105-109, 2005.
5) Harigai M, et al：N Engl J Med 357(18)：1874-1876, 2007.

3章 関節リウマチはどう診たらいいの？

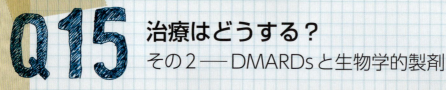

Q15 治療はどうする？
その2——DMARDsと生物学的製剤

押川英仁

- ◉DMARDsはいつ開始する？
    - 関節リウマチ（RA）の診断が確定次第，速やかに開始する。
- ◉DMARDsの第一選択薬は？
    - 特に禁忌がなければメトトレキサート（MTX）を選択する。6mg/週から開始して，十分量（0.3mg/kg/週，最大16mg/週）を投与する。
- ◉治療計画は？
    - 寛解（ないしは低疾患活動性）を目標として1〜3カ月ごとに疾患活動性を評価し，治療開始3カ月で改善がない，あるいは6カ月で目標が達成できない場合は治療調節を行う。

症例を▶▶▶みてみよう！　42歳，女性

生来健康。5カ月前から徐々に悪化する両手，両膝の腫れと痛みを訴えて当院受診。診察にて両側指（PIP，MCP），手首，膝などに多数の関節の腫れと腫脹を認めた（圧痛関節8箇所，腫脹関節8箇所）。CRP 2.0mg/dL，ESR 48mm/時，抗CCP抗体 18U/mLで，手の単純X線にて1箇所（右第2MCP）骨びらんを認めた。
病歴と診察，検査所見から，早期のRAと診断した。

1　RA治療が進歩した大きな理由は？

▷ RAの治療はここ20年で劇的に進歩し，早期に治療すれば多くの患者で寛解がめざせる時代となりました。この間に生物学的製剤が登場したほか，早期診断と早期DMARDs開始，MTXの適切な使用，総合的な疾患活動性評価がなされるようになったことが挙げられます。

2 治療計画の柱とすべき考え方は？

- 疾患活動性指標を用いて目標（寛解ないしは低疾患活動性）を設定し，目標をめざして1〜3カ月ごとに治療調節を行う"Treat-to-Target"（T2T）アプローチが推奨されます[1]。
- 改善がみられないのに3カ月以上治療内容が変わらないということはありえません。

3 DMARDsとは？

- RAでみられる免疫異常に作用して活動性を抑え，骨破壊の抑制や疾患予後を改善させる薬剤のことを疾患修飾性抗リウマチ薬（disease-modifying antirheumatic drugs；DMARDs）と言います。
- RAの診断がつき次第，速やかに開始すべき薬剤であり，通常はトファシチニブ以外の経口DMARDs（従来型DMARDs）で開始します。
- 現在日本で使用されている従来型DMARDsのうち代表的なものを**表1**に示します。

● DMARDsの効果はすぐにみられるの？

- 従来型DMARDsの効果発現には通常早くても1〜2カ月はかかります。そのため症状や炎症が強い場合には効果発現までのつなぎとしてNSAIDsや必要最小限のステロイド〔プレドニゾロン（PSL）10mg/日以下，3〜6カ月以内に中止〕を短期間併用したり，ステロイドの関節内注射を行います。

● DMARDsの中で第一選択薬となるのは？

- MTXは有効性と副作用のバランスに最も優れたDMARDであり，RA治療の要の薬（アンカードラッグ）とされています。**表1**にあるような禁忌がなければ治療開始時の第一選択薬となります。

● MTXの投与はどのように行うの？

- 原則6mg/週で開始します。開始後は副作用がないか確認しながら2〜4週ごとに2〜4mg/週ずつ増量し，2カ月以内に十分量とされる0.3mg/kg/週（最大16mg/週）まで増量します。
- 特に投与開始3カ月までは副作用の出現頻度が高いので，2〜4週ごとの血液検査が

表1 ▶ 代表的な従来型DMARDsと主な禁忌・副作用

薬剤名	免疫能低下	主な禁忌	主な副作用
メトトレキサート（MTX） ● リウマトレックス®2mgカプセル ● メトレート®2mg錠 ● メトトレキサート2mgカプセル	あり （免疫抑制薬）	● 重大な感染症 　白血球＜3,000/μL 　血小板＜50,000/μL ● 肝機能障害（AST/ALT正常上限2倍以上） ● 腎機能障害（eGFR＜30mL/分/1.73m^2） ● 胸部単純X線でわかる間質性肺炎 ● %VC＜80%の拘束性障害 ● 低酸素血症（大気PaO$_2$＜70Torr） ● 胸腹水例 ● 妊婦，授乳婦	口内炎を含む粘膜・消化器症状 肝機能障害 骨髄抑制 薬剤性肺障害
サラゾスルファピリジン（SASP） ● アザルフィジン®EN 250mg・500mg錠	なし （免疫調整薬）	● サルファ薬またはサリチル酸製剤に対する過敏症 ● 血小板＜50,000/μL	薬疹，発熱 肝機能障害 消化器症状 白血球減少
ブシラミン（BUC） ● リマチル®50mg・100mg錠	なし （免疫調整薬）	● 骨髄機能障害 ● 腎機能障害	蛋白尿 皮疹 白血球減少 黄色爪
タクロリムス（TAC） ● プログラフ®0.5mg・1mgカプセル ● タクロリムス0.5mg・1mgカプセル ● タクロリムス0.5mg・1mg・1.5mg・3mg錠	あり （免疫抑制薬）	● シクロスポリンまたはボセンタン投与中の患者 ● K保持性利尿薬投与中の患者 ● 妊婦	腎機能障害 耐糖能異常 消化器症状 頭痛，振戦 高血圧

必要です。

● MTXの分割投与と単回投与はどちらがよい？

□ 8mg/週以上では吸収効率の点と消化器症状の予防・軽減の点から朝・夕分割して投与することが多いですが，特に問題がなければ単回投与でも構いません。

● MTX投与時に葉酸併用は必要？

□ 副作用のうち口内炎や消化器症状，肝機能障害，骨髄抑制などは用量依存性であり，葉酸の併用である程度予防・軽減できるため，通常ルーチンで投与します〔MTX投与の24〜48時間後にフォリアミン®5mg錠朝1回投与，適宜10〜15mg（分2〜3）まで増量可能〕。

□ 重篤な副作用出現時はMTXを中止し，活性型葉酸製剤を投与します（ロイコボリン®救済療法）。

● MTXによる肺障害を早期に発見するために必要なことは？

- MTXによる薬剤性肺障害（頻度1～2％）は用量非依存性の副作用であり，多くは投与開始後12カ月以内にみられます。
- 感冒症状のない発熱や空咳，息切れなどがあればすぐに中止して，連絡してもらうよう指導しておきます。
- また，少なくとも年1回の胸部X線検査を行うことが推奨されます。

● どのような感染症対策が必要？

- 活動性の感染症があれば，MTXよりもまずその治療を優先します。
- 毎年のインフルエンザワクチンの接種と肺炎球菌ワクチン接種（65歳以上の高齢者や，若年者でもリスクが高いと考えられる場合）を可能な限り実施します。
- 結核再燃のリスクやニューモシスチス肺炎のリスクが高いと判断される場合はそれぞれイソニアジド，ST合剤の予防内服も行います。
- B型肝炎の再活性化にも注意が必要であり，投与前にはHBV・HCVのスクリーニングは必須となります（スクリーニングの詳細は**Q12**参照）。

4 MTX以外によく使われる従来型DMARDsにはどのようなものがある？

● サラゾスルファピリジン（SASP）

- MTXが禁忌の場合や副作用で使えない場合の第一選択薬となるDMARDです。またMTXや他のDMARDsとの併用薬としても用いられます。
- SASPは免疫調整薬であり，免疫抑制作用はないため感染症リスクの高い患者でも使いやすい薬です。通常500mg/日（250mg朝夕2回，または500mg朝1回）で開始し，問題がなければ1,000mg/日（500mg朝夕2回）に増量します。
- 副作用としては発熱，皮疹，肝機能障害などがあり，特に投与開始3カ月までまではこれらが生じる頻度が高いので，2～4週ごとの血液検査が必要です。

● ブシラミン（BUC）

- 欧米にはないDMARDですが，日本では広く使用されています。
- SASPと同様，免疫調整薬であるため，感染症リスクの高い患者や，MTXやSASPが投与できない場合，あるいはこれらの併用薬として用いられます。
- 通常1日1回50～100mgから開始して，効果と副作用をみながら漸増し，100～

150mg／日（最大でも200mg／日）の投与とします。
- 副作用としてみられる蛋白尿は，早期であれば薬剤中止により陰性化するため，毎月の尿検査も必要です。

● タクロリムス（TAC）

- 欧米ではDMARDとしては使用されていませんが，日本ではRAに対して広く使用されている免疫抑制薬です。
- 通常は1〜1.5mg／日夕1回で開始し，効果と副作用をみながら漸増，最大3mg／日まで増量します。
- 高い血中濃度が持続すると腎障害などの副作用リスクが高くなるため，血中濃度（投与12時間後）が10ng／mL以下になるようにモニタリングを行います。
- 抗菌薬や抗真菌薬，Ca拮抗薬，抗痙攣薬などとの薬物相互作用が多くみられる薬なので，他剤服用の際には注意が必要です。

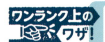

3剤併用療法について

早期RAでMTXの効果が不十分な場合にMTX＋TNF阻害薬とMTX＋SASP＋ヒドロキシクロロキン（HCQ）の3剤併用療法の効果が同等であったことを示すいくつかの報告があります。日本の場合はHCQが使えないためMTX＋SASP＋BUCの3剤となります。

予後不良因子も特になくてMTXあるいはMTX＋SASPで目標までもう少し，というときにBUCを追加して3剤にすることで寛解になることはよくあります。また，費用や副作用などの理由により，生物学的製剤の導入ができないケースなどでもしばしば考慮されます。

症例 続き

患者，医師全般評価はともにVASで7cmであり，CDAI＝TJC8＋SJC8＋PGA7＋EGA7＝30と高疾患活動性であるとわかった。治療目標を寛解とし，MTXの禁忌はなかったためMTX 6mg／週で治療開始。痛みと腫れが強かったためPSL 7.5mg／日を短期間に限って併用することにした。MTXはその後副作用がないか確認しながら徐々に漸増し，8週後には16mg／週まで増量した。

3カ月時点での疾患活動性はCDAIで9（2＋2＋3＋2），すなわち低疾患活動性まで改善がみられ，この時点でステロイドの併用は中止した。

5 生物学的製剤とは？

- 従来型DMARDsと異なり，マウスやヒトなどの生物由来の蛋白成分を利用して開発された薬剤を生物学的製剤と呼びます．
- 従来型DMARDsで効果不十分な場合でも高い有効性があり，骨破壊抑制の点でも優れた効果がみられます．

● 現在日本で使用できる生物学的製剤は？

- 現在日本で関節リウマチに適応がある生物学的製剤はTNF阻害薬5種類（インフリキシマブ，エタネルセプト，アダリムマブ，ゴリムマブ，セルトリズマブペゴル），IL-6阻害薬（トシリズマブ），T細胞共刺激阻害薬（アバタセプト）の7種類で，全体で20％程度の患者で使用されています．
- 製剤ごとに投与方法や半減期，免疫原性などに違いはみられますが，効果と安全性の面ではどれもほぼ同等です．
- インフリキシマブ以外の製剤はMTXの併用は必須ではありませんが，いずれもMTX併用により有効性が高くなるため，可能であればMTXを併用します．

● 生物学的製剤の選択にあたって考慮することは？

- 実際選択するにあたっては，MTXが使えるかどうか，投与方法や頻度（皮下注もしくは点滴静注），合併症や感染症のリスク，胎盤移行性（妊娠希望の場合），費用などを考慮して患者と相談して決めます．
- 効果が非常に高い反面，感染症のリスクも高まるため，手洗い・うがいなどの対策のほか，インフルエンザワクチン定期接種や肺炎球菌ワクチンなどの予防接種（生ワクチンは禁忌），潜在性結核とB型肝炎のスクリーニングおよび予防（リスクが高ければニューモシスチス肺炎予防も）がより重要となります．
- 日本リウマチ学会のホームページ上で各生物学的製剤の使用ガイドラインが公開されていますので，参照して下さい．
- 使用に際しては注意点も多く，費用も高額ですが，適応のある患者（従来型DMARDs効果不十分例や，早期骨破壊例など）ではメリットが大きいため，早目にリウマチ専門医への紹介（あるいは連携）を考えます．

症例　続き

治療開始から6カ月後，CDAIは8（2＋2＋2＋2）で低疾患活動性を維持していたが，

寛解（CDAI≦2.8）は達成できなかった。1箇所だが骨びらんがあったことや抗CCP抗体陽性など予後不良因子があることも考慮して生物学的製剤を追加したところ，1カ月後にはCDAIは2（0＋1＋0＋1）となり寛解に到達，このまま1年寛解維持できれば生物学的製剤を一度中止してみる予定となった。

6 トファシチニブってどんな薬剤？

- トファシチニブは従来型DMARDsとはまったく作用機序の異なる新しいDMARDです。ヤヌスキナーゼ（JAK）経路を介した細胞内サイトカインシグナル伝達を阻害することでIL-6など数種類のサイトカイン産生を抑制して効果を発揮します。
- 経口薬でありながら，効果発現が早く，有効性も副作用も生物学的製剤と同等と言われています。長期の安全性のデータについては今後の課題であり，現在処方可能な医師や施設を限定して全例調査が行われています。

7 海外の治療推奨はどうなっている？

- 2013年欧州リウマチ学会RA治療推奨では「禁忌がなければMTXで治療開始し，寛解ないしは低疾患活動性を目標として1～3カ月ごとに疾患活動性を評価し，3カ月で改善がみられない，または6カ月で目標達成できない場合は治療調整を考慮する」とされています[2]。
- このとき予後不良因子（RFまたは抗CCP抗体陽性例，疾患活動性が高い，早期から骨びらんがある）があれば生物学的製剤の追加を，予後不良因子がなければ他の従来型DMARDsの併用（ないしは変更）を検討します。
- 2015年，米国リウマチ学会治療推奨でも同様に，「通常はMTXで治療開始し，3カ月後に少なくとも低疾患活動性が達成できていなければ他の従来型DMARDsの併用もしくは生物学的製剤の追加を考慮する」としています[3]。

●文献
1) Smolen JS, et al：Ann Rheum Dis 75(1)：3-15, 2016.
2) Smolen JS, et al：Ann Rheum Dis 73(3)：429-509, 2014.
3) Singh JA, et al：Arthritis Rheumatol 68(1)：1-26, 2016.
4) 日本リウマチ学会MTX診療ガイドライン策定小委員会 編：関節リウマチ治療におけるメトトレキサート（MTX）診療ガイドライン2011年版，羊土社，2011.

4章 慢性多関節炎——年齢層別による膠原病の診かたは？ A 若年層

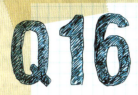

若年性特発性関節炎の診かたは？

山口賢一

◉若年性特発性関節炎とはどんな疾患？
- 16歳未満で発症した，6週間以上遷延する原因不明の関節炎を包括する症候群。
- 内科診療における成人Still病・関節リウマチ・脊椎関節症に相当する関節炎，および小児特有の関節炎を含む疾患で，7つの病型に分類される。
- 診断時に自己炎症性疾患などを鑑別する必要がある。

◉病型の分類は？
- JIAを診断する際には，病型まで分類し，予後不良因子を考慮して治療法を選択する。
- 『若年性特発性関節炎 初期診療の手引き2015』[1]を確認する。
- 臨床的寛解が速やかに達成されない場合，小児リウマチ専門医との連携を検討する。

1 若年性特発性関節炎（juvenile idiopathic arthritis；JIA）とは？

JIAの定義[1]
- 16歳未満で発症し，6週間以上遷延する原因不明の関節炎。
- 他の原因による関節炎を除外する。

□→ ILAR（International League of Associations for Rheumatology）により作成された分類基準（2001年改訂）により，JIAは次の7つの病型に分類されます。

JIAの病型
- 全身型
- 少関節炎
- リウマトイド因子（RF）陰性多関節炎
- RF陽性多関節炎
- 乾癬性関節炎
- 付着部炎関連関節炎
- 未分類関節炎

Q16 ● 若年性特発性関節炎の診かたは？　**101**

● **鑑別診断**

☐ JIAと診断するには，その他の原因による関節炎を除外する必要があります．主な鑑別疾患を**図1**に示します．

☐ 炎症性腸疾患に伴う関節炎（腸炎関連関節炎）はJIAに含まれません．

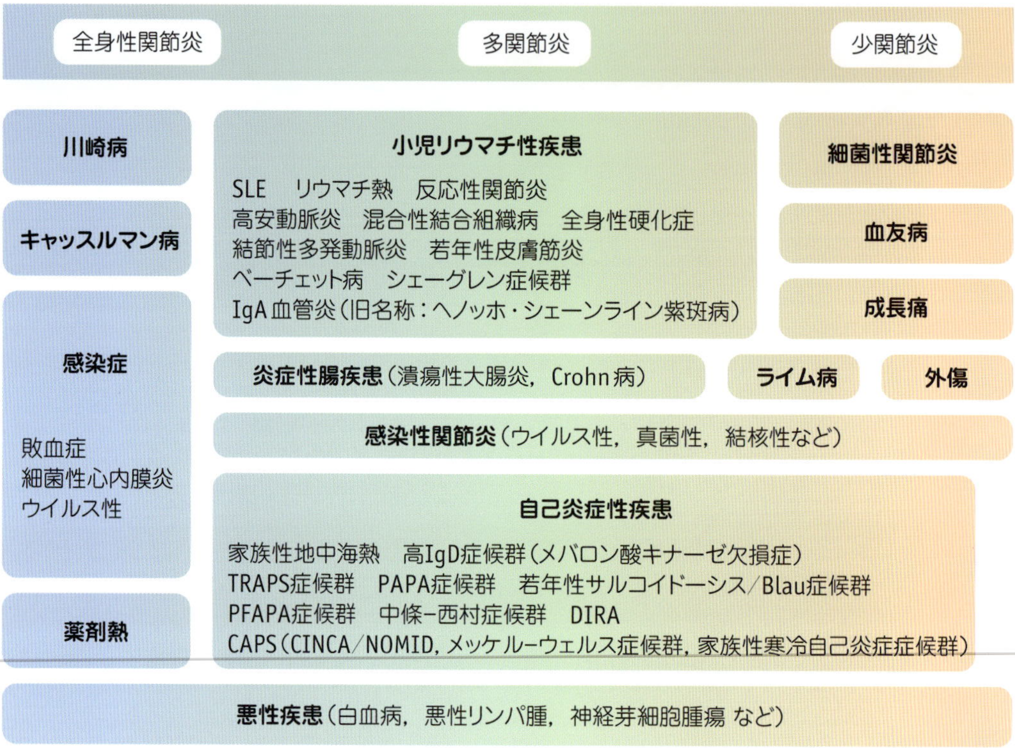

全身性関節炎	多関節炎	少関節炎
川崎病	**小児リウマチ性疾患** SLE　リウマチ熱　反応性関節炎 高安動脈炎　混合性結合組織病　全身性硬化症 結節性多発動脈炎　若年性皮膚筋炎 ベーチェット病　シェーグレン症候群 IgA血管炎（旧名称：ヘノッホ・シェーンライン紫斑病）	細菌性関節炎
キャッスルマン病		血友病
		成長痛
感染症 敗血症 細菌性心内膜炎 ウイルス性	炎症性腸疾患（潰瘍性大腸炎，Crohn病）　ライム病　外傷	
	感染性関節炎（ウイルス性，真菌性，結核性など）	
薬剤熱	**自己炎症性疾患** 家族性地中海熱　高IgD症候群（メバロン酸キナーゼ欠損症） TRAPS症候群　PAPA症候群　若年性サルコイドーシス／Blau症候群 PFAPA症候群　中條-西村症候群　DIRA CAPS（CINCA／NOMID，メッケル-ウェルス症候群，家族性寒冷自己炎症症候群）	
	悪性疾患（白血病，悪性リンパ腫，神経芽細胞腫瘍　など）	

図1 ▶ 若年性特発性関節炎の鑑別疾患

IgD：immunoglobulin D（免疫グロブリンD）
TRAPS：TNF receptor-associated periodic（TNF受容体関連周期性）
PAPA：pyogenic arthritis with pyoderma gangrenosum and ance（化膿性無菌性関節炎，壊疽性膿皮症，嚢腫性痤瘡）
PFAPA：periodic fever, aphthous stomatitis, pharyngitis, and adenitis（周期性発熱，アフタ性口内炎，頸部リンパ節炎，咽頭炎）
DIRA：deficiency of the interleukin-1 receptor antagonist（IL-1受容体アンタゴニスト欠損症）
CAPS：cryopyrin-associated periodic syndrome（クリオピリン関連周期性発熱症候群）
CINCA：chronic infantile neurological, cutaneous, and articular syndrome（慢性乳児神経皮膚関節炎症候群）／NOMID：neonatal onset multisystem inflammatory disease（新生児期発症多臓器系炎症性疾患）

2　若年性特発性関節炎における診察手技と検査はどうする？

- 小児の関節診察の手技は，聖路加国際病院リウマチ膠原病センターのホームページ（http://hospital.luke.ac.jp/guide/06_allergy/index.html）の中の，「小児の関節の診察」（画面下にスクロールし，「小児のリウマチ性疾患の診断と治療について」をクリック）でご確認下さい。
- 慢性関節炎を発症していても，低年齢ほど関節痛を訴えない傾向があり，注意が必要です。

● 血液検査

- RFは，JIAの診断に用いるのではなく，JIAの病型分類の際に活用します。RF陽性多関節炎および未分類関節炎の一部の症例で陽性になります。
- 抗CCP抗体（ACPA）は，RF陽性多関節炎では高率に陽性（70〜90%）となるため，関節リウマチ（RA）と同様に有用です。それ以外の病型では診断的意義はないとされます。

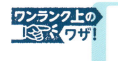

抗核抗体（ANA）は，健常小児でも陽性になることがあり，JIAを診断するために有用とは言えません。しかし，JIAの児がANA陽性の場合にはぶどう膜炎合併のリスクが高いことが明らかにされており，特に若年発症の女児では頻回の眼科診察が必要とされます。

● 画像検査

- RAと同様に，単純X線検査や超音波検査を活用できます。
- MRIによる評価も有用ですが，乳幼児では専門医による薬剤を用いた睡眠導入が必要で，健常児でも骨髄浮腫様の変化を認めることがあるため注意が必要です。

3　各関節炎の特徴は？（図2）

● 全身型

- 発症初期には，高熱，リンパ節腫脹，皮疹（リウマトイド疹），肝脾腫，心外膜炎などの症状を認めます。
- 関節症状は，病初期から認める場合もありますが，少し遅れて目立ってくる症例もあります。股関節，膝関節，手関節，環軸関節などに関節炎を認めることが多いです。

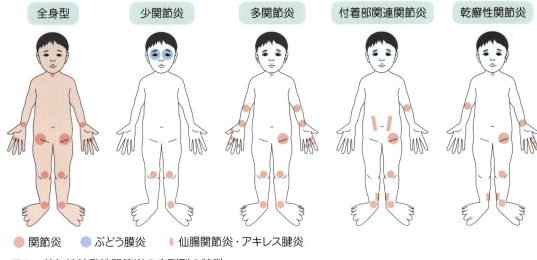

図2 ▶ 若年性特発性関節炎の病型別の特徴

- 検査では，好中球優位の白血球増多，CRPの著明な高値，肝機能異常，血清フェリチン高値などを認めます。
- マクロファージ活性化症候群の合併に注意が必要です。
- 成人Still病と似た症状を呈します。

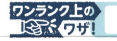 血清IL-18の測定は保険適用とされていませんが，本疾患の活動性が高い時期に著しく高値を示すため，他の炎症性疾患との鑑別に有用との報告があります[2]。

● 少関節炎

- 発症6カ月以内の関節炎が4箇所以下のJIAです。
- その後も関節炎が4関節以下の場合を持続型少関節炎，5関節以上に増える場合を進展型少関節炎とします。
- 発熱はみられないか，微熱程度です。
- 膝関節，足関節，手関節などの大関節炎を認めます。
- 指趾などの小関節炎も伴う場合には，進展型少関節炎となり難治化する可能性があります。

● 多関節炎〔RF陽性（陰性）多関節炎〕

- 発症6カ月以内に，指趾などの小関節を含む5箇所以上に関節炎を認めるJIAです。
- RFの有無（陽性・陰性）で，さらに2つの病型に分けられます。

- RF陽性多関節炎は，RAと類似の病態と理解されており，難治化しやすい傾向があります。

● 付着部関連関節炎

- 成人の脊椎関節症と類似の病態と理解されており，アキレス腱痛や腰痛を伴いやすいです。
- 乾癬性関節炎と腸炎関連関節炎は，定義上この病型には含まれません。

● 乾癬性関節炎

- 成人の乾癬性関節炎と同じ病態です。
- 約半数の症例で，皮膚症状は関節症状より遅れて出現します。乾癬の家族歴が診断の手がかりになる場合があります。

4 治療はどうする？

- JIAは小児期に発症する様々な特発性慢性関節炎の症候群名です。内科であれば成人Still病・RA・脊椎関節症と診断される関節炎が，JIAに含まれます。
- このためJIAと診断するだけでは不十分であり，病型まで分類し，さらに予後不良因子を考慮することで，適切な治療を患児に提供することが可能になります。
- 鑑別すべき疾患のリストには，自己炎症性疾患などの関節リウマチの診療ではあまり問題にならない疾患も含まれるため，注意が必要です。
- 近年，生物学的製剤を用いた治療はJIAにも行われるようになり，JIAの長期予後は大幅に改善しました。このため，臨床的寛解という明確な治療目標を設定した治療（Treat-to-Target；T2T）は，JIAにおいても求められます。
- 治療を行う際には，『若年性特発性関節炎 初期診療の手引き2015』[1]を，必ずご確認下さい。
- 速やかな臨床的寛解がみられない場合には，小児リウマチ専門医と連携して診療を継続することをご検討下さい。

● 文 献
1) 日本リウマチ学会 小児リウマチ調査検討小委員会 編：若年性特発性関節炎 初期診療の手引き2015. メディカルレビュー社, 2015.
2) Shimizu M, et al：Rheumatology (Oxford) 49(9)：1645-1653, 2010.

4章 慢性多関節炎——年齢層別による膠原病の診かたは？ A 若年層

Q17 自己炎症性疾患の診かたは？

山口賢一

◉自己炎症性疾患の特徴は？
- 稀少疾患である。
- 周期的な発熱を特徴とする疾患が多い。
- 発疹，関節炎／関節痛，漿膜炎，眼の炎症などの症状を伴いうる。
- 多くの疾患で遺伝性変異が確認されており，診断確定に活用される場合がある。

◉診断のポイントは？
- 関節症状の特徴と，関節以外の臨床症状に着目して診断しよう。
- 必ずしも関節症状を伴うわけではない。

1 自己炎症性疾患とは？

☐→ Kastnerらにより1999年に提唱された比較的新しい疾患概念です。
☐→ 自己炎症性疾患は自己炎症疾患，自己炎症症候群と呼ばれることもあります。
☐→ 自然免疫系の異常により生じる，発熱，発疹，関節炎／関節痛，漿膜炎などを認める遺伝性の疾患です。
☐→ 自己免疫疾患と異なり，自己抗体や自己と反応するT細胞は認められません。

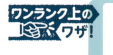
自己免疫疾患が主として獲得免疫の異常で発症するのに対し，自己炎症性疾患は主として自然免疫の異常で発症します。獲得免疫の中心的な役割を果たすのはリンパ球ですが，自然免疫ではマクロファージが重要で，過剰な炎症性サイトカインの産生により様々な症状が出現するということを押さえておきましょう。

● 狭義と広義の自己炎症性疾患（表1）

□ 遺伝子異常が解明された自己炎症を主病態とする疾患を狭義の自己炎症性疾患と呼びます。類似した病態を有するが遺伝子異常が判明していない，あるいは多因子性の，あるいは自然免疫と獲得免疫の両者の影響を受ける疾患を広義の自己炎症性疾患と呼びます。

表1 ▶ 狭義の自己炎症性疾患と広義の自己炎症性疾患

狭義の自己炎症性疾患	FMF，CAPS，TRAPS，HIDS，Blau症候群，PAPA症候群，中條－西村症候群，Majeed症候群，NLRP12関連周期熱症候群，DIRA　など
広義の自己炎症性疾患	JIA全身型，PFAPA，Crohn病，ベーチェット病，痛風，偽痛風　など

FMF：familial mediterranean fever（家族性地中海熱），CAPS：クリオピリン関連周期性発熱症候群，
TRAPS：TNF受容体関連周期性症候群，HIDS：hyper IgD syndrome（高IgD症候群），
PAPA：化膿性無菌性関節炎，壊疽性膿皮症，痤瘡，
NLRP12：NLR family, pyrin domain-containing 12，DIRA：IL-1受容体アンタゴニスト欠損症，
JIA：若年性特発性関節炎，
PFAPA：周期性発熱，アフタ性口内炎，頸部リンパ節炎，咽頭炎

2 関節症状を有する自己炎症性疾患は？

□ 関節症状が診断につながることがある自己炎症性疾患とその特徴を表2 [1, 2] にまとめ，以下で解説します。

● 家族性地中海熱（FMF）

□ 下肢の大関節（股関節，膝関節，足関節）に単関節炎として発症することが多いです。

□ 関節が著しく腫れる場合もありますが，関節破壊に至ることはありません。

□ コルヒチン（少量より内服開始し，1mg/日まで漸増）が有効であればFMF診断の手がかりになります。

□ 鑑別診断（特に感染症，悪性腫瘍，自己免疫疾患）を適切に行う必要があります。

● クリオピリン関連周期性発熱症候群（CAPS）

□ 同一機序で生じる，重症度が異なる，臨床症状が連続した3つの疾患の総称です。

CAPS（軽症順）
- 家族性寒冷自己炎症症候群（FCAS）
- メッケル－ウェルス症候群（MWS）
- 新生児期発症多臓器系炎症性疾患（NOMID）／慢性乳児神経皮膚関節炎症候群（CINCA）

- FCASでは12～24時間継続する関節痛が，MWSでは関節痛あるいは関節炎を伴う発熱が認められます．NOMID/CINCAでは，新生児期～乳児早期より関節炎に加え特徴的な軟骨過形成による骨端過形成と変形を認め，時に拘縮に至ります．

● TNF受容体関連周期性症候群（TRAPS）

- 38℃を超える発熱が3日～数週間（通常1週間以上と他の自己炎症性疾患より長期間）遷延するエピソードを繰り返します．
- およそ半数の患者が発熱時に関節痛を伴います．
- 若年性特発性関節炎（JIA）全身型と診断されているものの，慢性関節炎の症状を欠き，発熱のエピソードを繰り返す症例では本症を鑑別する必要があります．

● 高IgD症候群（HIDS）

- メバロン酸キナーゼ欠損症（mevalonate kinase deficiency；MKD）とも呼ばれます．
- 主に大関節（膝，足）に関節痛や関節炎を認めます．

表2 ▶ 関節症状を有する主な自己炎症性疾患の特徴

疾患名	FMF	CAPS		
		FCAS	MWS	NOMID
国内の症例数	300例以上	約10家系	約30例	40～50例
発症年齢	約60％が20歳未満	新生児期～10歳	乳幼児期	新生児期～乳児期
発作（発熱）の期間と頻度	38℃以上 6～96時間 1回/3～8週	12～24時間 寒冷刺激を契機に	2～3日の発作 or 持続的	持続的
関節症状	関節炎	多関節痛	多関節痛 少関節炎	骨端部の過成長
皮膚症状	丹毒様紅斑	蕁麻疹様皮疹	蕁麻疹様皮疹	蕁麻疹様皮疹
漿膜炎	頻回	なし	時に	稀
その他	腹痛・便秘 頭痛 CRP高値	結膜炎 頭痛 悪心	結膜炎 上強膜炎 感音性難聴	ぶどう膜炎 感音性難聴 髄膜炎
診断のポイント	外傷，手術ストレスが誘因に． コルヒチンが有効	寒冷刺激による症状悪化とCRP上昇	FCASとNOMIDの中間	皮膚症状，中枢神経症状と特徴的顔貌
主な治療	コルヒチン	NSAIDs ステロイド	カナキヌマブ	カナキヌマブ

FCAS：familial cold autoinflammatory syndrome（家族性寒冷自己炎症症候群）
MWS：Muckle-Wells syndrome（メッケル-ウェルス症候群），NOMID：新生児期発症多臓器系炎症性疾患

- CRPは高値となりますが，病名に反してIgDは正常範囲にとどまることもあり，注意が必要です。

● Blau症候群／若年性サルコイドーシス（EOS）

- 指趾の腫脹や特徴的な軟らかい関節腫脹（囊腫状の腫脹）が目立つ一方で，関節痛はそれほど強くありません。
- 指関節に屈曲拘縮を認めても，X線検査では骨破壊像は目立ちません。
- 関節炎の経過中にぶどう膜炎を発症しJIA少関節型と診断された症例において，抗核抗体が陰性あるいは後部ぶどう膜炎を含む全眼性の炎症を認めた場合には，本症を鑑別する必要があります。

● 化膿性無菌性関節炎，壊疽性膿皮症，痤瘡（PAPA）症候群

- 関節液は好中球主体の白血球増多がみられますが，無菌性であることが特徴です。
- 関節炎を繰り返すことにより，関節破壊や拘縮が進む場合があります。

疾患名	TRAPS	HIDS	Blau症候群／EOS	PAPA	中條－西村症候群
国内の症例数	約10家系	8例	30〜40例	2例	約10例
発症年齢	新生児期〜成人	新生児期〜10歳	新生児期〜小児期	乳幼児期	幼小児期
発作（発熱）の期間と頻度	弛張熱 7日間以上 2〜15回／年	3〜7日間 1回／2週間〜2年	約半数の症例で発熱する	周期性発熱は呈さない	弛張熱を不定期に繰り返す
関節症状	関節炎	関節痛 関節炎	囊腫状関節腫脹	無菌性関節炎	屈曲拘縮
皮膚症状	移動性皮疹	斑点様丘疹 紅斑	苔癬様皮疹 結節性紅斑	壊疽性膿皮様病変	痤瘡様皮疹
漿膜炎	頻回	稀	なし	なし	なし
その他	腹膜炎 筋痛 結膜炎	頭痛，リンパ節腫脹 アフタ性口内炎	ぶどう膜炎（全眼型）	針反応陽性	低身長と特徴的な顔貌
診断のポイント	ステロイドが著効する	発作時の尿中メバロン酸高値	両側肺門リンパ節腫脹を認めない	3歳以下の乳幼児に無菌性関節炎と皮膚症状	弛張熱を繰り返す 長く節くれだった指
主な治療	NSAIDs ステロイド	NSAIDs ステロイド	NSAIDs ステロイド	ステロイド	ステロイド

EOS：early-onset sarcoidosis（若年性サルコイドーシス）

（文献1，2を参考に作成）

- ● 中條-西村症候群／キャンドル (chronic atypical neutrophilic dermatosis with lipodystrophy and elevated temperature ; CANDLE) 症候群／JMP (joint contractures, muscular atrophy, microcytic anemia and panniculitis associated lipodystrophy)
  - □ 手足に凍瘡様皮疹を伴い，関節炎を伴わない関節痛を認めます。
  - □ 徐々に長く節くれだった指が目立つようになり，時に手指や肘関節の屈曲拘縮を生じます。

3 診断のポイントは？

- □ すべての自己炎症性疾患が，関節症状を伴うわけではありません。
- □ 関節症状の特徴と，関節以外の臨床症状 (**表2**) に着目して鑑別を進めます[1, 2]。
- □ FMFとTRAPSは成人発症例も多く，注意が必要です。
- □ 診断に迷った場合や遺伝子異常の検査について相談をしたい場合は，「自己炎症性疾患サイト」(http://aid.kazusa.or.jp/2013/conference) をご活用下さい。

4 指定難病，小児慢性特定疾病などの医療費助成制度

- □ FMF，CAPS，Blau症候群，中條-西村症候群は指定難病にリストされています。
- □ 本項に記載した自己炎症性疾患は，すべて小児慢性特定疾病にリストされています。
- □ 医療費助成の給付対象となるのは，一定の重症度を満たす症例に限られます。

●文献
1) 西小森隆太, 他：小児内科 47 (増刊)：766-770, 2015.
2) 近藤直実, 他：自己炎症性疾患・自然免疫不全症とその近縁疾患. 診断と治療社, 2012.

4章 慢性多関節炎──年齢層別による膠原病の診かたは？ B 高齢層

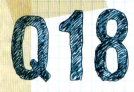

Q18 リウマチ性多発筋痛症と巨細胞性動脈炎の診かたは？

陶山恭博

- ◉どんなときにリウマチ性多発筋痛症（PMR）を疑う？
  - 50歳以上
  - 筋肉痛（後頸部，腰部，大腿部）と関節痛（肩関節周囲，股関節周囲）があるとき
  - 高齢者が「元気がない」「全部痛い」とき
- ◉PMRの診断における注意点は？
  - バイオマーカーはない。除外診断。診断は"時が告げる"（経過をみていくことで診断が可能となる）。
  - 高齢発症関節リウマチとの鑑別は難しい。
  - 巨細胞性動脈炎の合併がありうる。
- ◉必ず除外したい鑑別疾患は？
  - 感染性心内膜炎をはじめとした感染症
  - 結晶誘発性関節炎（痛風・偽痛風）
  - 悪性腫瘍
- ◉どんなときに巨細胞性動脈炎を疑う？
  - PMRを疑うとき（セットで疑う）
  - 高齢者の側頭部の圧痛
  - 高齢者の原因不明の全身症状（発熱，倦怠感，体重減少）
  - 高齢者の原因不明の慢性咳嗽や眩暈症状

症例を▶▶▶みてみよう！

① 32歳，男性：2日前から左右上腕と大腿の脱力感，発熱を主訴に受診。
② 64歳，女性：1カ月前から持続する発熱，倦怠感あり。診察で左右肩関節，手首，後頸部，上腕，大腿，下腿に疼痛あり。背部痛はなし。
③ 62歳，男性：右肩関節痛，発熱からPMRが疑われて受診。
④ 74歳，女性：発熱，左肩関節痛，倦怠感，腰痛からPMRと診断されステロイド治

療開始。5日後より39℃の発熱があり紹介受診。
⑤82歳，女性：2カ月続く発熱，倦怠感から不明熱として紹介受診。
⑥72歳，男性：4週間前から徐々に増悪する頸部痛，発熱，ESR 102mm/時からPMRが疑われて受診。
⑦84歳，男性：突然発症の後頸部痛，発熱，炎症反応上昇からPMRが疑われて受診。

1 診察の流れは？

□→ 疼痛（関節，筋肉）±全身症状（発熱，倦怠感，食欲低下）があればPMRを考慮し，以下の流れで診察を進めます。

● → 年齢を確認しよう

□→ PMRは50歳以上で生じる疾患です。50歳未満は，ほぼ除外できます。
□→ 60歳未満でも比較的稀です。50歳代では他疾患を想定した精査を優先しましょう。
症例①は年齢の「32歳」で除外です。症状は，焼き肉の食べ放題に参加したあとからの発症でした。採血で低カリウム血症があり，大食後に発症した甲状腺機能亢進症による周期性四肢麻痺でした。

● → 疼痛の範囲を確かめよう

□→ PMRの疼痛は図1[1)]のような範囲で生じます。これらの疼痛はMRIやPETなどの画

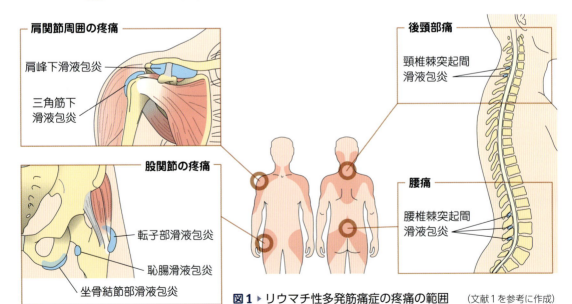

図1 ▶ リウマチ性多発筋痛症の疼痛の範囲 （文献1を参考に作成）

像検査から，それぞれ**図1**に示した滑液包炎との関連が示されています。

症例②は痛みの範囲に注目です．左右肩関節，後頸部，大腿の疼痛は合致するものの，手首，上腕，下腿の疼痛は非典型的です．その後，腎機能障害が生じ，ANCA関連血管炎（顕微鏡的多発血管炎）と診断されました．

- わが国におけるPMRの報告によると，疼痛が生じる範囲としては，肩関節周囲（89.4%），股関節／大腿（74.0%），頸部（45%）の順に多いとされています[2]．
- 「肩こりがひどい」「肩が上がらず着替えができない」「背中に板が入っているよう」「寝返りが打てない」「首が痛い」という主訴で受診することが多くなります．
- 肩だけ，首だけ，腰部だけの疼痛では，PMR以外の疾患を疑います．

症例③は肝膿瘍でした．右肩関節痛は放散痛でした．

- 高齢者では，「元気がない」「全部痛い」といった全身症状が目立つことがあります．こうした場合でもPMRを鑑別に挙げて身体診察で筋肉痛・関節痛の有無を確認します．
- わが国の多施設共同研究において，PMRが不明熱の7.4%を占めたと報告されています[3]．
- 症状を訴えることが苦手な場合は，「熱がある」「全部痛い」「だるい」という主訴になります．そのような場合は，身体に触れると痛みと範囲がわかり，診断の助けになるかもしれません．

● 感染性心内膜炎の除外をしよう

- 感染性心内膜炎では，PMRに類似した多関節炎，筋肉痛を生じることがあります．
- 歯科治療歴や外傷歴を問診し，口腔内と眼瞼の点状出血，爪の線状出血，手の無痛性の点状出血（Janeway病変），そして心雑音がないかを確認します．

症例④は発熱前に歯科治療歴があり，聴診で僧帽弁閉鎖不全症の心雑音も認められました．肩関節痛，発熱は感染性心内膜炎の症状で，腰痛は腰椎ヘルニアからくるものでした．

- PMRにおいて，ステロイド治療開始後に再燃した場合でも感染症の検索は大切です．

● PMRと巨細胞性動脈炎はセットで疑おう

- PMRの15%に巨細胞性動脈炎を，巨細胞性動脈炎の50%にPMRを合併します[1]．
- 巨細胞性動脈炎には失明のリスクがあり，PMRよりも高用量のステロイドが必要となります．
- 巨細胞性動脈炎を疑う所見を**表1**[4]に示します．これらの項目の有無についてカルテに記載します．

表1 ▶ 巨細胞性動脈炎の他覚所見と自覚症状

他覚所見	頻度（％）
側頭動脈の何らかの異常	65
側頭動脈腫脹	47
側頭動脈脈拍欠損	45
scalp tenderness	31
眼底異常	31
血沈亢進	96
＞50mm／時	83
＞100mm／時	39
貧血	44

PMR：リウマチ性多発筋痛症

自覚症状	頻度（％）
頭痛	76
体重減少	43
発熱	42
疲労感	39
視力症状	37
食欲低下	35
顎跛行	34
PMR	34
関節痛	30
片側視力低下	24
両側視力低下	15
めまい	11
複視	9

（文献4より改変）

- 巨細胞性動脈炎が疑われた場合は，専門医に紹介します。

  症例⑤は診察により，3週間前から自覚する左右の肩関節痛と後頸部痛に加えて，顎の疼痛があることがわかりました。本人は顎関節症と思い歯科受診をしていました。食事で徐々に増悪する顎跛行，身体所見で頭皮のピリピリとした虚血症状もあり，側頭動脈の生検で巨細胞性動脈炎と診断されました。

2　チェックしたい検査項目は？

- CRPだけでなく，ESRの1時間値も測定しましょう。
- PMRの経過は亜急性から慢性であるため，血沈が上昇することが多いです。ただし，ESR正常のPMRは5％，巨細胞性動脈炎は10％とも報告されており，正常値なので除外できるとは言えません。
- PMRで血沈100mm／時以上の場合には，巨細胞性動脈炎や悪性腫瘍の合併を疑うという考えもあります[5]。

  症例⑥は肝細胞癌とその頸椎転移でした。

● 抗CCP抗体とリウマトイド因子（RF）を測定しよう

- PMRと高齢発症関節リウマチの区別は非常に困難です。"リウマチ性"多発筋痛症と

いう疾患名の通り，PMRでも関節リウマチ同様に朝のこわばりを伴います。ACR/EULARからの新分類基準でも「45分以上の朝のこわばり」は項目の1つに採用されています。

- 当初はPMRだと思っても，最終的に高齢発症関節リウマチと診断されることもあります。診断は経過が大切です。
- ただし，RF，抗CCP抗体は，関節リウマチ以外でも陽性となります（表2，3）[6, 7]。

表2 ▶ リウマトイド因子が陽性となる疾患

リウマトイド因子が陽性となる疾患	感度（%）
クリオグロブリン血症	40〜100
シェーグレン症候群	75〜95
関節リウマチ	50〜90
全身性エリテマトーデス	15〜35
強皮症	20〜30
多発性筋炎および皮膚筋炎	5〜10
リウマトイド因子が陽性となる膠原病以外の疾患	
・感染症（感染性心内膜炎，B型肝炎，C型肝炎，結核） ・悪性腫瘍 ・原発性胆汁性肝硬変	

（文献6より改変）

表3 ▶ 抗CCP抗体の関節リウマチを除く疾患での陽性率

疾患	患者数（人）	抗CCP抗体（%）
結核	96	34.3
乾癬性関節炎	1,343	8.6
全身性エリテマトーデス	1,078	8.4
強皮症	380	6.8
シェーグレン症候群	609	5.7
血管炎	107	4.7
C型肝炎	285	3.5
線維筋痛症	74	2.7
脊椎関節炎	431	2.3
変形性関節症	182	2.2
B型肝炎	176	0.6
リウマチ性多発筋痛症	146	0
筋炎	75	0
痛風・偽痛風	58	0

（文献7より改変）

● Caを含む電解質や総蛋白，尿酸値，アルブミン，腎機能，甲状腺なども測定しよう

- 痛風・偽痛風，甲状腺疾患，副甲状腺疾患，多発性骨髄腫などはPMRに類似した症状で発症することがあります。注意しなくてはならないのは，痛風や偽痛風がPMRに合併する場合です。

● 画像検査

- 局所の疼痛が目立つ場合には時に画像検査は役立ちます。肩関節周囲の疼痛が目立つ場合にX線検査で石灰沈着性腱板炎が診断される場合などがあります。
  症例⑦は頸部CTでcrowned dens syndrome（軸椎歯突起症候群）と診断されました。

- ☐ 超音波検査での三角筋下滑液包炎and/or二頭筋腱鞘滑炎and/or肩甲上腕滑液包炎の所見は，PMRを他の肩疾患と鑑別する特異度が89％と言われています（関節リウマチとの鑑別では特異度70％）[8]。
- ☐ 巨細胞性動脈炎の診断には，眼底検査のほか，側頭動脈の超音波やMRIの検査が役立つこともあります。

3 治療はどうする？

● 初診時からの"いきなりステロイド"は避けよう

- ☐ 感染症などの他疾患の除外をまず行います。PMRでは，巨細胞性動脈炎の合併を疑う場合以外は，検査結果を待つ猶予が1週間程度あります。
- ☐ ステロイドの反応性からPMRかどうかを診断することは難しいです。
- ☐ 2015年にACR/EULARからPMRの治療ガイドライン[9]が発表されています。

● ステロイドの開始

- ☐ プレドニゾロン換算で，12.5〜25mg/日の範囲で治療を開始しましょう[9]。
- ☐ 糖尿病，骨粗鬆症，緑内障がある場合，感染症のリスクがある場合は，少ない量から開始します[9]。
- ☐ 7.5mg/日未満，30mg/日以上からの初期治療は避けましょう[9]。低用量で開始すると再燃する確率が高くなり，高用量で開始すると感染症などの合併症のリスクが高くなります。
- ☐ 可能であれば，肺炎球菌ワクチンやインフルエンザワクチンの接種も考慮します。

● 減量スピード

- ☐ 症状を基準に調整します[9]。CRPやESRは絶対的な判断基準とは言えません。
- ☐ 症状が改善しない，炎症反応も下がらない場合は，感染症，悪性腫瘍の除外を検討します。ほかにも除外したい疾患としては，初期症状がPMR様の巨細胞性動脈炎（の合併）や，結節性多発動脈炎があります。
- ☐ 初期の減量におけるとりあえずの目標は，「4〜8週間以内にプレドニゾロン換算で10mg/日」です[9]。
- ☐ 10mg/日以下になると再燃をみることも多いため，ゆっくりと減量します。1カ月に1mgを目安に中止できるまで減量します。隔日スケジュールを用いて1.25mgずつ減量（10mg/7.5mg）することもあります[9]。

- □→ 最低1年以上かけてステロイドの中止をめざします[9]。ただし，1年でPSLの中止が達成できるのは10〜20%と言われています[10]。
- □→ 経口ステロイドは朝・夕の分割ではなく，朝食後のみの単回投与で用いることが推奨されます。

● 再発したとき

- □→ 再発時は，ステロイドを再発前の投与量に戻し，4〜8週間かけて緩徐に再発時の量まで減量します[9]。
- □→ 再発のリスクとしては，高齢者，女性，プレドニゾロン換算10mg/日未満からの治療導入，早期のステロイド減量，診断の遅れなどが知られています[11]。
- □→ ステロイドの減量に難渋する場合は，「診断の誤り」や「感染症などの合併症の存在」を考慮します。

● 年齢相応の悪性腫瘍スクリーニング

- □→ 腫瘍随伴症候群がPMRに類似した症状を呈することがあります。ステロイドの減量に苦慮する場合は，悪性腫瘍のスクリーニングも検討します[12, 13]。

● ステロイド治療に際して

- □→ 長期間のステロイド使用が予想されるため，あらかじめ合併症への対策をします。
- □→ ステロイド治療開始前のチェックリストを表4に示します。

表4 ▶ ステロイド治療開始前のチェックリスト

チェック欄	項目	ポイント
	口腔内衛生状態	抜歯が必要なう歯や歯周病の有無
	骨粗鬆症	骨密度，脊椎圧迫骨折の有無，FRAX®
	胃潰瘍のリスク評価	中止可能なNSAIDsがあれば内服の中止
	糖尿病	HbA1c
	心血管リスク評価	高血圧，脂質異常症，喫煙歴などの確認
	白内障，緑内障	家族歴の確認
	感染症対策	潜在性結核，de novo肝炎のスクリーニング

FRAX®：fracture risk assessment tool（骨折リスク評価ツール）

● 患者指導のポイント

- □→ ステロイドを開始すると症状が数日以内に改善し，「治った」と患者さんが考えて内服を中断してしまうこともあります。治療薬の量は徐々に減量しながら1〜3年程度

の期間は内服し続ける見込みを説明します。

- ☐ 「治らないのでは？」と心配になってしまう患者さんがいるかもしれません。「治療が完了すれば，それ以降はステロイドを中止することも可能です」と伝えると，患者さんの安心につながります。
- ☐ ステロイドの副作用対策についても繰り返し説明しましょう。

● メトトレキサートの併用，TNF阻害薬の使用について

- ☐ わが国では保険収載されていませんが，海外ではメトトレキサートを併用することもあります。再発例や長期の治療が見込まれる場合などが該当します。ステロイド関連の副作用が起きやすい危険因子や合併症，併用薬などを有する場合に考慮します。
- ☐ 臨床試験では，メトトレキサートは7.5〜10mg/週の経口投与量で用いられています。
- ☐ TNF阻害薬をPMRの治療に用いることは強く反対されています。有効性を示すエビデンスに乏しく，逆に感染症の増加などのリスクが高まることが予想されるからです[9]。

4 専門医へのコンサルトが考慮されるときは？

- ☐ 「症状が典型的でないとき」「ステロイドの開始が難しいとき」「ステロイド治療がうまくいかないとき」は，専門医へのコンサルトが考慮されます（**表5**）[9, 11]。
- ☐ 巨細胞性動脈炎の合併が疑われる場合や，RF陽性または抗CCP抗体（ACPA）陽性があれば高齢発症関節リウマチが考えられるため，専門医へのコンサルトも考慮されます。

表5 ▶ 専門医へのコンサルトの目安

チェック欄	米国/欧州リウマチ学会（2015年）	チェック欄	米国家庭医学会（2013年）
	60歳未満		60歳未満
	末梢関節炎		筋症状を伴わないとき
	発熱などの全身症状		全身症状（体重減少や寝汗）や神経症状を伴うとき
	炎症反応が低値		炎症反応がとても高いまたは低いとき
	ステロイドの副作用の既往やリスクが高い		診断まで2年以上の経過
	ステロイド治療に抵抗性		リウマチ性多発筋痛症以外の膠原病を示唆する所見
	ステロイド治療中に再燃		ステロイド治療に抵抗性

●文 献

1) Salvarani C, et al：Nat Rev Rheumatol 8(9)：509-521, 2012.
2) Kimura M, et al：J Rheumatol 39(1)：148-153, 2012.
3) Naito T, et al：BMJ Open 3(12)：e003971, 2013.
4) Smetana GW, et al：JAMA 287(1)：92-101, 2002.
5) Salvarani C, et al：Lancet 372(9634)：234-245, 2008.
6) Magrey M, et al：Laboratory Evaluation of Rheumatic Diseases.(2016年4月閲覧)
   http://www.clevelandclinicmeded.com/medicalpubs/diseasemanagement/rheumatology/laboratory-evaluation-rheumatic-diseases/
7) Aggarwal R, et al：Arthritis Rheum 61(11)：1472-1483, 2009.
8) Dasgupta B, et al：Arthritis Rheum 64(4)：943-954, 2012.
9) Dejaco C, et al：Ann Rheum Dis 74(10)：1799-1807, 2015.
10) Muratore F, et al：Clin Exp Rheumatol 31(4 Suppl 78)：S86-92, 2013.
11) Caylor TL, et al：Am Fam Physician 88(10)：676-684, 2013.
12) Ji J, et al：Rheumatology(Oxford) 49(6)：1158-1163, 2010.
13) Muller S, et al：Ann Rheum Dis 73(10)：1769-1773, 2014.

4章 慢性多関節炎――年齢層別による膠原病の診かたは？　B 高齢層

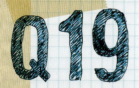

血管炎の診かたは？

赤井靖宏

◉血管炎を疑うポイントは？
- 血管炎の罹患率が高い腎臓，肺，皮膚，神経の症状・徴候に注意！
- 血管痛や腫脹，顎跛行など血管炎に特異性の高い症状・徴候に注目！

◉血管炎の早期診断のポイントは？
- review of systems（ROS）などを用いた包括的な症状チェックが重要．
- 血管炎が疑われる場合には，検尿と胸部聴診・胸部X線撮影を忘れずに．
- ANCA陽性は血管炎の有力な所見だが，臨床症状・徴候を考えて評価する．
- 高齢者の血管炎は，疑った段階で専門医へ紹介しよう！

◉高齢者で特に注意すべき血管炎は？
- 顕微鏡的多発血管炎：急速進行性糸球体腎炎と間質性肺炎が重要．
- 側頭動脈炎：眼症状に注意！

◉血管炎と似た症状・徴候を呈する疾患との鑑別ポイントは？
- 血管炎を疑った場合には，常に感染症，悪性腫瘍と他の膠原病を鑑別する．
- ANCAは心内膜炎や結核で陽性となる場合がある．
- ANCAは薬物によっても陽性になる．特に抗甲状腺薬に注意する．

1 はじめに

□→ わが国の血管炎の患者数は増加しており，中でもANCA関連血管炎は高齢者に突然発症して生命を脅かす重大な疾患です．わが国では特に顕微鏡的多発血管炎の患者数が増加しているとされており，血管炎はかかりつけ医が日常診療の中で遭遇する可能性が高い疾患です．

□→ 本項では，高齢者に多い血管炎を中心に，いかに早期発見するか，他の疾患と鑑別するかに焦点を当てて述べます．

症例を みてみよう！①　80歳, 女性

生来健康であったが, 1カ月ほど前から「しんどい」と寝込むことが多くなり, 37℃台の微熱が続いていた. 近医を何度か受診したが, 風邪との診断で感冒薬の服用が継続されていた. 発熱と倦怠感が続き, 右足のしびれ感も伴うようになったために総合病院を受診. 血液検査で血清CRPとクレアチニンの上昇を指摘され, 検尿では尿蛋白3＋, 潜血2＋が認められた. 腎盂腎炎と診断されて抗菌薬の投与が開始された.

- 症例①は発熱, 全身倦怠感という非特異的な症状で発症した高齢者の血管炎です. 血管炎が念頭に置かれていない場合には, どうしても感冒などの感染症と診断される場合が多く, 血管炎の診断が遅れます. 症例①はMPO-ANCAが陽性であり, 臨床症状と合わせてMPAと診断されました.
- また, 腎生検で活動性の高い半月体形成性糸球体腎炎が認められました. 高用量ステロイド投与が開始され炎症反応は低下しましたが, 残念ながら腎機能は継続して悪化し, 維持血液透析が開始されました.

2　血管炎とは？

- 血管炎では, いろいろな大きさの血管に炎症性変化が惹起され, 臓器障害が引き起こされます. 炎症が惹起される血管径に従って, 大血管炎, 中血管炎, 小血管炎に分類されます.
- 高齢者においては, 大血管炎としての側頭動脈炎（temporal arteritis；TA）, 小血管炎としての顕微鏡的多発血管炎（microscopic polyangiitis；MPA）がしばしばみられます.
- 高齢者が血管炎を発症した場合の症状・徴候は多様で, 非特異的なものと, 比較的特異性の高いものがあります.

● 非特異的な症状・徴候

- 血管炎患者は, しばしば発熱や全身倦怠感で発症するので, まずはかかりつけ医を受診することが多いと思われます. 非特異的な症状から血管炎を疑うことは難しく, 患者はしばしば感冒などと診断されます. 非特異的な症状で受診した患者で, 血管炎を疑うポイントを表1に示します.

表1 ▶ 非特異的症状から血管炎を疑うポイント

症状・徴候		・発熱の持続は要注意。血管炎の発熱は38℃以上の場合が多いが，微熱が続く場合もある。 ・非特異的な感冒様症状で来院した高齢者では，簡単に「感冒」と診断せず，感冒を裏づける身体所見が存在するかを診る。
臓器障害	RPGN	・発見するためには検尿が必須。以前検尿で異常がなかった患者で新たに尿蛋白や尿潜血が認められる場合は，速やかに腎臓専門医に紹介する。 ・1週間くらいの間に急速に腎機能が悪化する場合もあるので，血清クレアチニンをチェックする。
	IP	・IPには労作時呼吸困難がしばしば合併する。聴診では肺底部の捻髪音が聴取されることもある。聴取されなくても，労作時呼吸困難がある場合には胸部X線検査を施行する。 ・胸部X線検査では肺底部のすりガラス陰影もしくは浸潤影が認められることもあるが，きわめて軽微で見逃される場合もある。 ・IPによる低酸素血症を合併する場合には，パルスオキシメーターによる経皮酸素分圧測定が有用である。

RPGN：rapidly progressive glomerulonephritis（急速進行性糸球体腎炎）
IP：interstitial pneumonia（間質性肺炎）

● 比較的特異性の高い症状・徴候（表2）

□ 血管炎に比較的特異性の高い症状・徴候については，患者は医師から聞かれて初めてそれらの症状を訴える場合もあるので，ROSなどを用いた包括的な症状チェックが必要です。

表2 ▶ 血管炎に比較的特異性の高い症状・徴候

血管痛や腫脹	・血管の炎症が動脈の痛みや腫脹を惹起することがある。 ・頸動脈血管痛が大動脈炎症候群などで，側頭動脈の圧痛や腫脹がTAで認められる場合がある。
顎跛行	・TAでみられることがある。 ・咀嚼などの顎関節の動きで顎関節付近の痛みが増悪し，咀嚼を中断すると痛みが軽快する。
盛り上がりのある紫斑	・わずかに盛り上がりのある紫斑がみられる場合は血管炎の可能性がある。 ・ANCA関連血管炎では網状皮斑が認められる場合がある。
しびれや痛み	・特定の末梢神経支配領域に痛みやしびれがある場合は，血管炎による末梢神経障害の可能性がある。EGPAやMPAでしばしば認められる。

EGPA：好酸球性多発血管炎性肉芽腫症

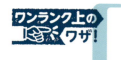

血管炎の診断には組織所見が重要な意義を持ちます。血管炎，特にANCA関連血管炎ではできる限り組織診断を得ることが重要です。特にRPGNでは，腎生検組織所見によっては強力な免疫抑制療法を避けたほうがよい場合があるため，RPGNと診断したらできる限り腎生検が施行できる施設に紹介して下さい。

3 血管炎の早期診断のポイントは？

- 血管炎を疑った場合には，ROSなどによる包括的な症状チェックとともに，詳細な全身診察で血管炎に関連する所見がないかを確認します（**表3**）。

表3 ▶ 血管炎に関連する所見

- 皮疹
- 血管の怒張・圧痛・雑音（特に側頭動脈，頸動脈，鎖骨下動脈）
- 心雑音（大動脈炎症候群では大動脈弁閉鎖不全）
- 肺副雑音（特に下肺野の捻髪音）

- それでも血管炎が否定できない場合には下記の臨床検査を実施します。

① 尿検査

- 検尿は必ず施行します。採血がされているのに検尿が施行されておらず，血管炎の発見が遅れる症例がよくあります。これまでに異常のなかった患者での蛋白尿や血尿は，血管炎に伴う腎病変を表す可能性のある重要な所見です。
- 尿沈渣で赤血球が多く出ている場合（例：400倍で1視野に20個以上）には腎臓専門医への紹介が必要です。

② 血液検査

- 血液検査では一般的な生化学検査に加えて，CRP，血沈，IgGなどの炎症所見に関する検査，抗核抗体，MPO-ANCA，PR-3ANCAなどを測定します。
- ANCAは血管炎の診断に大変有用ですが，すべての血管炎でANCAが陽性になるわけではありません。陰性の場合にも血管炎は否定できないことに留意して下さい。ANCA陽性は検査前確率が高い場合にのみ有用な所見です。

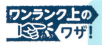

血管炎の有無が臨床的にはっきりしない場合，専門医に紹介することがためらわれるかもしれません。しかし，血管炎の確定診断は専門医でも困難な場合があります。血管炎の一部の症例では腎炎や間質性肺炎が急速に進行する場合があるので，専門医への紹介の閾値は下げる必要があります。初診医の早期の専門医紹介は大変重要で，血管炎の重い合併症が発症する前に診断・治療されるかに大きく関連します。

4 高齢者で特に注意すべき血管炎はMPAとTA！

- MPAとTAは高齢者に発症頻度が高く，時に重篤な合併症を呈する血管炎です。

● MPA

- MPAはANCA関連血管炎の中でも，わが国の高齢者に多い疾患です。しばしばRPGNを合併して急速に腎機能が低下したり，IPや肺胞出血を合併して急性呼吸不全を合併します。
- 今まで健康で「医者いらず」であった方や，安定した高血圧や糖尿病などで定期的に通院している方に突然MPAが発症することが多くあります。そのため，今まで病態が安定していた方で原因のよくわからない発熱や倦怠感が出現した場合にはMPAを考える必要があります。
- MPAは非特異的症状で発症することが多く血管炎の診断が遅れがちですが，RPGNやIPといった重篤な臓器障害を高率に合併します。高齢者が原因のよくわからない発熱や炎症反応高値で来院した場合には必ずMPAを念頭に置くことが重要です。

症例をみてみよう！②　80歳，女性

高血圧と脂質異常症で近医内科に，ドライアイで近医眼科に通院中であった。眼科の定期受診日に両頬部と側頭部の痛みを訴え，血液検査でCRPが8mg/dL台に上昇していた。耳鼻科に紹介されたが，異常は指摘されなかった。2週間後に突然右目が見えなくなり，眼科で虚血性視神経炎が疑われた。他院内科，脳神経外科などに紹介されて精査されたが，いずれも異常がないと指摘された。炎症反応高値が持続し，視力が回復しないため当院に紹介された。

- 症例②は高齢者に発症した突然の視力障害例です。頬部痛や側頭部痛を訴え，炎症反応が上昇していたにもかかわらず，複数の診療科で診断がつかず，右目の視力障害が発症してしまいました。当科での初診所見では，右浅側頭動脈に一致した明らかな圧痛が認められ，TAが強く疑われました。
- 直ちに高用量ステロイド投与が開始されましたが，残念ながら右目視力は回復しませんでした。入院翌日に施行された右の側頭動脈生検で，動脈壁全層にわたる炎症細胞浸潤と多数の多核巨細胞が認められ，高度の内腔狭窄を伴っていました。組織学的に巨細胞性動脈炎（giant cell arteritis；GCA）と診断されました。

● TA

- □ TAは高齢者に発症することが多い大血管炎であり，しばしばリウマチ性多発筋痛症（PMR）に合併（約20％の症例にTAを合併）します。したがって，PMRを診た場合にはTAを合併していないか必ずチェックしましょう。
- □ 診察では，両側頭動脈に注目します。TAでは側頭動脈の怒張，血管壁の肥厚，血管の圧痛が認められることがあります。また，「頭が痛い」と訴えることもあります。
- □ TAは時に視神経や眼動脈などの虚血を惹起し，視力障害，さらには失明を引き起こすことがあります。目の症状がないかを常にチェックし，必要であれば眼科医に診療を依頼します。
- □ TAに虚血性眼障害を合併した場合には，直ちに高用量ステロイド投与が必要ですので，速やかな専門医紹介が重要です。

ワンランク上のワザ！

TAはわが国では比較的稀な血管炎です。しかし，高齢者に発症することが多い血管炎であること，稀に失明することがあることなどから，かかりつけ医が留意すべき血管炎です。TAの診断におけるポイントは，①高齢，②高度の炎症所見，③頭痛・こめかみ痛，④霧視・複視，⑤PMRの合併，などです。最近は，PET-CTが診断に有用とされています。TAは早期に診断し，失明などの重篤な合併症を予防することが重要です。

5 血管炎と似た症状・徴候を呈する疾患に注意！

症例をみてみよう！③　75歳，男性

以前から糖尿病と高血圧症でA医院に通院中であった。3週間前から38℃台の発熱が持続するようになり，2週間前に再受診したところ感冒と診断されて解熱薬が投与された。それでも解熱せず，労作時呼吸困難を感じるようになったためB病院を受診。検尿で尿蛋白2＋と潜血2＋，血液検査で血清CRP 12.5 mg/dLと高値であり，血清クレアチニンは2.53 mg/dLと以前より悪化していた。血管炎が疑われてANCAが測定され，MPO-ANCAが28.3 IU/Lと上昇していたため，血管炎と診断されて当院に紹介された。

□→ **症例③**は従来糖尿病性腎症を合併しており，腎機能低下の原因が，糖尿病性腎症を基盤としたCKDの悪化なのか，血管炎が新規発症したのかが鑑別ポイントでした．病歴をよく聞いてみると，約1カ月前に抜歯歴がありました．また，血液培養が陽性で心エコー検査で僧帽弁に疣贅が認められたことから感染性心内膜炎と診断されました．腎生検で糖尿病性腎症と診断されたことから，腎機能悪化は心内膜炎に伴う炎症がCKDを悪化させたと考えられました．腎機能は抗菌薬投与後に基準値に戻りました．

□→ 血管炎を考えている場合は特に，ANCAが陽性であったとき，「血管炎だ！」と思い込みがちです．しかし，ANCA血管炎とよく似た症状・徴候を呈しながら，血管炎ではないことがあります．ANCA陽性の場合にはすぐに血管炎と診断せずに，以下の順序で鑑別して下さい．

まずは感染症 → 次に悪性腫瘍と他の膠原病（特に全身性エリテマトーデス） → もう一度，感染症

□→ 血管炎を疑って血液検査を施行した場合，炎症反応を表すCRP高値や血沈亢進などがしばしば認められます．しかし，これらの炎症反応高値は感染症でも認められます．

□→ ANCA（特にPR3-ANCA）は感染症や腫瘍によっても陽性化する場合がしばしばあるため，注意が必要です．

□→ 感染症の中でも，感染性心内膜炎，結核でANCA陽性がしばしば報告されていますので，最低限これらの感染症については鑑別が必要です．しかし，実臨床ではこれらの感染症を否定することは必ずしも容易ではなく，その結果，血管炎や感染症の適切な治療が遅れることがあります．

□→ 悪性リンパ腫を含む悪性腫瘍でANCAが陽性になる場合もありますので，注意が必要です．

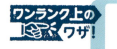

薬物がANCA関連血管炎を稀に起こすことが以前から知られています．特に有名な薬剤は抗甲状腺薬のプロピルチオウラシル（PTU）です．PTUを投与された患者ではANCA陽性になる場合があり，稀に血管炎が惹起されます．PTUを何年も投与された後にANCAが陽性になることもあります．PTU投与患者でANCAが陽性になった場合には，直ちにPTUを中止することが重要です．

●文 献
1) 三森明夫：膠原病診療ノート．第3版．日本医事新報社，2013．

Q20 全身性エリテマトーデスの診かたは？

野村篤史

- ●全身性エリテマトーデス（SLE）の初発時に特に多くみられる症状は？
  - 関節痛，関節炎
  - 皮膚症状
  - 発熱，倦怠感
- ●SLEを疑ったときにまずチェックする検査項目は？
  - 血算（血球減少）
  - 尿検査（蛋白尿，血尿，赤血球円柱の有無）
  - 抗核抗体
  - 補体（低補体血症）
- ●治療時およびフォロー時に留意して行うべきことは？
  - 合併症精査（抗リン脂質抗体症候群，腎炎，心血管リスク評価）
  - 紫外線対策
  - 禁煙指導
  - 妊娠に備えての対応
  - 使用薬剤の副作用予防とモニタリング（ステロイド，免疫抑制薬）

症例をみてみよう！

34歳，女性，会社員

以前から日光に当たると赤くなりやすいことを自覚していた．1週間前に休暇で海外のビーチリゾートに行き，帰国後から微熱と倦怠感が続いていた．風邪と思い仕事を続けていたところ症状が悪化，膝の関節が腫脹し歩けなくなった．近医を受診し血液検査をしたところWBC 2,700/μL（リンパ球500/μL），Hb 10.5 g/dL，Plt 9.5×10^4/μLと血球減少を認めた．

1 なんでもありのSLE

● どのような人がSLEを発症するの？

- 発症は出産可能年齢の女性に多くみられ，男女比は1：10程度ですが，小児や高齢者にも発症することがあります．高齢になるにつれて発症率の男女差がなくなってきます．
- 現在，約6万人の患者が特定疾患登録されており，だいたい女性の1,000人に1人がSLEを発症する計算になります．それほど稀な疾患ではないことがわかります．
- かつては予後の悪い疾患でしたが，現在の5年生存率は95％以上で，多くは疾患をコントロールしながら日常生活を送ることができます．しかし，依然として難治性でコントロールが難しい症例も存在します．

● 問診・診察のポイントは？

- 膠原病の中でも特に様々な病態をとりうる疾患であるため，網羅的な問診・診察が重要です．
- 初発時に特に多い症状としては，関節痛・関節炎（50～70％），皮膚症状（50～70％），発熱・倦怠感（30～40％）が挙げられます．
- 口腔粘膜の再発性アフタ性潰瘍は無痛性で自覚のない場合が多いため，口腔内（特に上顎の硬口蓋に出やすい）はよく観察する必要があります．
- 関節リウマチがリウマチ性疾患の中では特に頻度が高いため，その鑑別が重要です．SLEでは移動性関節炎が特徴的と言われますが，持続性関節炎で関節炎が症状の主体である場合に関節リウマチとして治療されている例があります．発熱，皮疹，日光過敏，レイノー現象など関節以外の症状があればSLEを疑うきっかけになります．
- ウイルス感染症（特にパルボウイルス）では，SLEと非常に似た症状を呈することがあるため鑑別が重要です．ウイルス感染症の場合は一過性ですが，過去にも関節炎や皮疹を経験している例では初診時からSLEを疑うポイントになります．

ワンランク上のワザ！ SLEの皮疹は露光部に起こりやすく，頭皮にも多くみられます．慢性型の皮疹の場合には早期に治療しなければ瘢痕化し，永久的な脱毛となってしまいます．髪をかき分けないとわからないこともあるので，積極的に探して早期に治療できるようにしましょう（図1）．

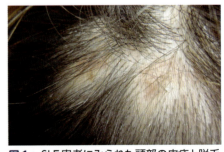

図1 ▶ SLE患者にみられた頭部の皮疹と脱毛

2 検査ではここに注目！

● 一般的な検査項目

①血算の注意点は？

- 血球減少が特徴的です．白血球ではリンパ球が減少しやすく，後述する米国リウマチ学会（ACR）の分類基準の項目では白血球4,000/μL未満またはリンパ球1,500/μL未満ですが，軽度の低下は他疾患でもしばしばみられるため判断には注意が必要です．
- 貧血や血小板減少もしばしばみられます．

②生化学検査に異常がある場合は？

- 肝逸脱酵素の上昇，クレアチニンの上昇，CKの上昇があれば，それぞれ肝炎，腎炎，筋炎が疑われるなど，様々な異常がみられます．

③尿検査のポイントは？

- 腎炎は他の膠原病では比較的みられにくくSLEに特徴的であるため，蛋白尿や血尿，赤血球円柱の有無は重要です．ループス腎炎がみられる場合はSLE自体が重症傾向にあるため，特に注意が必要です．

● 免疫学的検査

①自己抗体検査の使い方は？

- SLEでは様々な自己抗体が陽性となり，100％近くが抗核抗体陽性となります．抗核抗体低値陽性は健常者にもしばしばみられますが，高値陽性では積極的に疾患を疑います．
- 抗核抗体と関連した特異抗体で特にSLEに特異的なものには抗ds-DNA抗体，抗RNP抗体，抗Sm抗体があります．抗ds-DNA抗体は疾患活動性との相関もみられます．抗SS-A/Lo抗体はSLEに特異的ではありませんが，陽性になることが多いため診断の助けになります．
- その他には抗カルジオリピン抗体陽性，ループスアンチコアグラント陽性，直接クームス検査陽性は比較的SLEに特徴的です．

②血沈とCRPはどう評価する？

- 通常SLEでは，炎症が強い場合に血沈は亢進しますが，CRPは軽度の上昇にとどまります．SLEでCRPが高度に上昇している場合，通常は胸膜炎や心膜炎，ループス腸炎などの漿膜炎または関節炎を認めます．それらがみられない場合には感染症の合併を考えます．

③補体検査の注意点は？

- 低補体血症はSLEに特徴的な所見で，他の疾患との鑑別や活動性の評価にも有用です。しかし，上記のCRPが上昇する炎症の場合には補体が上昇するため低補体がみられず，炎症がおさまってCRPが低下した際に低補体が顕在化します。

● 画像検査

- 胸部X線写真では，胸水貯留や心陰影の拡大により胸膜炎や心膜炎がないかを確認します。また，場合によっては心膜炎や弁膜症の確認のため心エコー検査が必要となります。
- 日本人では欧米人と比べてループス腸炎や膀胱炎の合併が多く，腹痛や下痢症状に対して，CT検査が有用な場合があります。ループス腸炎では，単純CTでびまん性の腸管壁肥厚がみられます（図2）。また造影CTでは粘膜面と漿膜面が造影されますが，これはループス腸炎に特徴的な所見です。

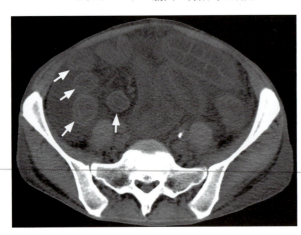

図2 ▶ ループス腸炎の単純CT像
腸管壁にびまん性肥厚がみられる（矢印）。

3 分類基準を診断にうまく使おう

● 分類基準はどのように利用するの？

- SLEはかなり多彩な病型をとる疾患ですが，「分類基準」に沿った，ある程度統一した「SLE」という概念があります。
- ACRが1982年につくった基準を少し改訂した1997年の改訂版が，現在世界中で最も広く用いられています。2012年に全身性ループス国際協力クリニック（The Systemic Lupus International Collaborating Clinics；SLICC）という国際的なSLEの研究グループが新しい分類基準をつくり，それも同等に質の高い分類基準であるとされています[1,2]。

● ACRとSLICCの分類基準の違いは？

□→ SLICCの基準はACRの基準に骨格は似ていますが，いくつか異なる部分があります（表1）。

□→ 腎生検や皮膚所見については専門家以外には使用しにくい項目ですが，血液の項目と免疫学的な項目の数が増えたので，SLICCの分類基準ではSLEをスクリーニングで拾い上げやすくなっています．ただし，ACRの基準よりもやや特異度が低いので注意が必要です．使用の際の細かい基準・注意点については文献1，2に記載があります．

表1 ▶ ACRとSLICCによるSLEの分類基準の違い

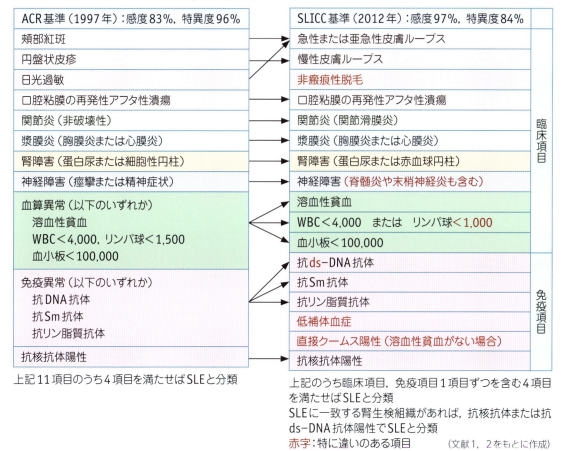

4 SLEを治療およびフォローするときの注意点は？

● 治療

□→ 障害臓器や重症度に応じてNSAIDsやステロイド，免疫抑制薬を使用します．

- □→ 病状が悪化している場合は十分な治療を行い，軽快した場合には漫然と使用せず減量，あるいは可能であれば中止を目標とします[3]。
- □→ 重症の場合はステロイドパルス療法，血漿交換，免疫グロブリン大量療法なども行われます。

●→ モニタリング

- □→ SLEと診断された場合は合併症として抗リン脂質抗体症候群の合併の有無の確認，腎症の確認とモニタリング，心血管リスクの評価（高血圧，脂質異常症，糖尿病など）とモニタリングが必要です[4]。
- □→ ステロイドや免疫抑制薬が使用されている場合には，副作用予防とモニタリングが必要です（骨粗鬆症対策，ワクチン接種といった感染症対策など）。
- □→ 出産可能年齢での発症が多いため，SLEでは妊娠・出産に関しても注意が必要です。病態として妊娠可能な状態であるかどうか，使用薬剤は妊娠中も使用可能かどうか確認し，抗リン脂質抗体症候群（妊娠合併症のリスク）や抗SS-A/Ro抗体（新生児ループスのリスク）の有無を確認します。
- □→ 経過中はあらゆる臓器病変に注意が必要です。疑わしい症状がある場合は皮膚科や眼科など各専門家に積極的に診察を依頼しましょう。

●→ 患者指導

- □→ 紫外線により病状の悪化が起こりうるため，紫外線対策（強い日差しの中の外出は避ける，日焼け止めを積極的に使用する）を指導します。
- □→ 喫煙はSLE自体の病状悪化につながるだけでなく，SLEでは心血管合併症も多いため，禁煙指導は特に重要です。

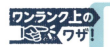

かつてのクロロキンによる薬禍のため，世界中で基本的な治療薬として使用されながらも日本では使用することのできなかったヒドロキシクロロキンですが，心ある医師たちの努力により日本でも2015年7月に承認されました。有効性と安全性が非常に優れており様々な病態に対して使用されますが，網膜症に対応できる医師との連携のもとで使用することが必要です。

◉文 献

1) Petri M, et al：Lupus 13(11)：829-837, 2004.
2) Petri M, et al：Arthritis Rheum 64(8)：2677-2686, 2012.
3) Bertsias G, et al：Ann Rheum Dis 67(2)：195-205, 2008.
4) Yazdany J, et al：Arthritis Rheum 61(3)：370-377, 2009.

4章 慢性多関節炎——年齢層別による膠原病の診かたは？ C 若年〜中高年層

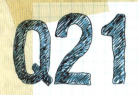

抗リン脂質抗体症候群の診かたは？

松井和生

- どんなときに抗リン脂質抗体症候群を疑う？
  - 動・静脈血栓症
  - 全身性エリテマトーデス
  - 2回以上の妊娠10週未満の流産
  - 妊娠10週以降の子宮内胎児死亡
  - 子癇，重症妊娠高血圧腎症，胎児発育不全，胎盤機能不全
  - 梅毒反応生物学的偽陽性，APTT延長，血小板減少
- どの抗リン脂質抗体を検査する？
  - ループスアンチコアグラント
  - 抗カルジオリピン抗体
  - 抗カルジオリピンβ_2-GPI複合体抗体

症例を▶▶▶みてみよう！① 36歳，女性

2週間前，脳梗塞を発症し，脳外科に入院した．若年発症の脳梗塞のため，精査をしたところ，血液検査では，APTT延長，血小板減少，生物学的偽陽性，ループスアンチコアグラント陽性を認めた．

症例を▶▶▶みてみよう！② 30歳，女性

8年前に全身性エリテマトーデスを発症．3年前に結婚．妊娠について相談するため，産婦人科に来院した．10代から繰り返す片頭痛がある．血栓症の既往はない．これまで2回の流産歴がある．血液検査の結果，ループスアンチコアグラント，抗カルジオリピン抗体高値陽性を認めた．

1 臨床での特徴は？

- 抗リン脂質抗体症候群（antiphospholipid syndrome；APS）は，動・静脈血栓症，妊娠合併症を主要な臨床所見とし，抗リン脂質抗体の存在で定義される症候群です．
- 1983年St.Thomas病院（英国，ロンドン）のGraham Hughes医師らが提唱し[1,2]，1999年に札幌で最初の国際分類基準が作成されました．
- 抗リン脂質抗体症候群の約半数は，全身性エリテマトーデス（SLE）など他疾患とともに発症し，続発性抗リン脂質抗体症候群に分類され，それ以外は，単独で発症し，原発性と分類されます．
- 抗リン脂質抗体症候群は，表1[3〜6]に示すように多彩な症状を認めます．
- 血栓症で最も多いのは脳梗塞，下肢深部静脈血栓症です．静脈だけでなく動脈にも起き，いったん起こしてしまうと高率に再発するのが特徴です．
- 妊娠合併症のうち，習慣性流産は妊娠中期・後期に生じることが多いのですが，妊娠初期に流産を繰り返す場合もあります．
- 血栓症・妊娠合併症以外では，リベド疹，血小板減少（通常，$5〜10×10^4/\mu L$），腎症，弁膜肥厚・弁膜症などの症状がみられます．
- 稀ですが，重要な病態として，数日の経過で急速進行性に多臓器に血栓症をきたす，劇症型抗リン脂質抗体症候群（catastrophic APS；CAPS）があります．

表1 ▶ 抗リン脂質抗体症候群の臨床症状

●脳梗塞	●腸間膜静脈血栓症
●一過性脳虚血発作	●無腐性骨壊死
●片頭痛	●リベド疹（網状皮斑，分枝状皮斑）
●舞踏病	●爪下線状出血（subungual splinter hemorrhages）
●横断性脊髄炎	
●網膜動脈血栓症・網膜静脈血栓症	●青色足趾症候群（blue toe syndrome）
●虚血性心疾患（狭心症，心筋梗塞）	●指尖部壊死
●心臓弁膜症（疣贅，肥厚）	●皮膚壊死
●肺血栓塞栓症	●血小板減少
●血栓性肺高血圧症	●溶血性貧血
●びまん性肺胞出血	●習慣性流産
●Budd-Chiari症候群	●子宮内胎児死亡
●深部静脈血栓症	●子癇，重症妊娠高血圧腎症
●腎梗塞	●HELLP症候群（hemolysis, elevated liver enzyme, low platelets syndrome）
●腎の血栓症微小血管症（蛋白尿，ネフローゼ症候群）	
●アジソン病	●多臓器不全（劇症型APS）

（文献3〜6を参考に作成）

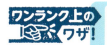

リベド疹は，抗リン脂質抗体症候群で最も高い頻度でみられる皮疹で，患者の20〜40％に認めます．SLE，女性でよりリベド疹がみられる頻度が高く，脳・眼の虚血イベント，痙攣，弁膜症など臓器症状と強く相関します．

抗リン脂質抗体症候群のリベド疹は，体幹・四肢に認め，持続性で，温めても消失しない，紫色，赤色もしくは青色の，大理石様もしくはまだら模様が特徴です．環状の網目構造が整ったものは網状皮斑（livedo reticularis），不整もしくは分枝状のものは分枝状皮斑（livedo racemosa）と呼びます（図1）。

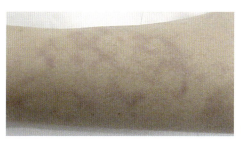

図1 ▶ 分枝状皮斑（livedo racemosa）

2　問診・診察のポイントは？

- 問診では，血栓症の頻度と特徴，妊娠のアウトカム，他の血栓リスク，SLEの既往や臨床症状の有無を調べます．
- 血栓症は，特に若年発症か，通常ではみられない解剖学的部位か（Budd-Chiari症候群，矢状静脈洞，上肢），多発するか，再発が多いか，重症かをチェックし，これらに該当する場合は抗リン脂質抗体症候群をより強く疑います．
- 妊娠合併症は，妊娠10週以降に1回以上もしくは妊娠10週未満で3回以上の流産，子癇，重症の妊娠高血圧腎症または胎盤機能不全がないか，病歴を確認します．
- その他，リベド疹，手指・足趾の虚血・壊死，深部静脈血栓症，脳梗塞などの抗リン脂質抗体症候群でみられる所見がないか，注意深く診察します．

3　血液検査の特徴は？

- 抗リン脂質抗体検査のうち，国内で保険適用があり検査が可能なのは，ループスアンチコアグラント，抗カルジオリピン抗体，抗カルジオリピンβ_2-GPI複合体抗体の3つです．
- ループスアンチコアグラントは，機能的凝固測定法で，血栓症・妊娠合併症と最も密接な相関があります．健常者の1％未満，SLE患者の15％に認めます．

- ループスアンチコアグラントは抗凝固療法の影響を受けるため，検査のタイミングに注意が必要です。
- 抗カルジオリピン抗体は，ELISA法（β_2-GPI依存性）による検査で，健常者の2～4％（通常，low titer），小児・高齢者の5～10％，SLE患者の30～40％で認めます。
- 抗リン脂質抗体は，ウイルスなど感染症でも一過性に上昇することがあるため，陽性の場合，少なくとも12週の間隔をあけて再検し，2回以上検出することを確認します。
- その他，APTT延長，血小板減少，溶血性貧血，梅毒反応生物学的偽陽性などを認めることがあり，APS診断の手がかりとなることがあります。

4 診断は？

- 2006年に改訂された国際分類基準を使用します（**表2**）[7]。
- 臨床基準の1項目以上が存在し，検査基準のうち少なくとも1項目以上が存在するとき，抗リン脂質抗体症候群と診断します。

表2 ▶ 抗リン脂質抗体症候群2006年改訂分類基準

臨床基準の1項目以上が存在し，かつ**検査基準のうち1項目以上**が存在するとき，抗リン脂質抗体症候群とする。

臨床基準

1. 血栓症
   画像診断，あるいは組織学的に証明された明らかな血管壁の炎症を伴わない，動脈，静脈あるいは小血管の血栓症
   - いかなる組織，臓器でもよい
   - 過去の血栓症も診断方法が適切で明らかな他の原因がない場合は臨床所見に含めてよい
   - 表層性の静脈血栓は含まない
2. 妊娠合併症
   ① 妊娠10週以降で，他に原因のない正常形態（超音波検査もしくは診察）の胎児死亡，または
   ② (i) 子癇，重症の妊娠高血圧腎症（子癇前症），または (ii) 胎盤機能不全による妊娠34週以前の正常形態胎児の早産，または
   ③ 3回以上の，連続する，妊娠10週以前の自然流産（ただし，母体の解剖学的異常，内分泌学的異常，父母の染色体異常は除外する）

検査基準

1. International Society on Thrombosis and Hemostasis のガイドラインに基づいた測定法で，ループスアンチコアグラントが12週間以上の間隔をおいて2回以上検出される。
2. 標準化されたELISA法において，中等度以上の力価の（＞40GPL or MPL，または＞99パーセンタイル）IgG型またはIgM型の抗カルジオリピン抗体が12週間以上の間隔をおいて2回以上検出される。
3. 標準化されたELISA法において，中等度以上の力価（＞99パーセンタイル）のIgG型またはIgM型の抗β_2-GPI抗体が12週間以上の間隔をおいて2回以上検出される。（本邦では抗β_2-GPI抗体の代わりに，抗カルジオリピンβ_2-GPI複合体抗体を用いる）

（文献7およびhttp://www.mhlw.go.jp/file/06-Seisakujouhou-10900000-Kenkoukyoku/0000089889.pdfを参考に作成）

5 鑑別診断は？

- 抗リン脂質抗体症候群の臨床症状に従い，鑑別診断を考えます。
  静脈血栓症 ➡ プロテインC欠乏，プロテインS欠乏などの凝固異常，人工関節置換術，長期臥床，悪性腫瘍，ネフローゼ症候群
  動脈血栓症 ➡ 動脈硬化，感染性心内膜炎，心房細動，心臓粘液腫，コレステロール塞栓症などの血栓塞栓症，TTP/HUS，血管炎
  繰り返す流産 ➡ 甲状腺機能低下症，子宮形態異常

6 予後・経過は？

- 1,000名の抗リン脂質抗体症候群患者の前向き観察研究では，10年生存率は90.7％と低下していました[5]。
- 死因は，血栓症（31％）が最も多く，その他，敗血症（27％），悪性疾患（14％），出血（11％），SLE（8％）と報告されています[5]。
- 抗リン脂質抗体のプロファイルは，診断だけでなく，血栓症・妊娠合併症の再発の予測においても有用です。ループスアンチコアグラント陽性，抗リン脂質抗体複数陽性，抗リン脂質抗体高値陽性では，血栓症・妊娠合併症リスクが高いことが知られています[8]。

7 治療は？

- 抗リン脂質抗体症候群の治療目標は，血栓症・妊娠合併症の再発を予防することにあります。
- 静脈血栓症では，抗凝固療法をヘパリンで開始し，その後，ワルファリン（目標INR 2.0～2.5）を投与します。再発例では治療強化やアスピリン追加を考慮します。
- 動脈血栓症では，アスピリンと抗血小板薬（クロピドグレルまたはシロスタゾール）を併用します。心臓弁膜症合併例や再発例では，ワルファリンの追加を考慮します。
- 妊娠合併症では，少量アスピリン（81～100mg）と未分画ヘパリン（もしくは低分子ヘパリン）により治療します。
- 劇症型APSでは，抗凝固療法，ステロイド，免疫グロブリン静注もしくは血漿交換

療法により治療します．SLE合併では，シクロホスファミドを追加します．

● 文 献
1) Hughes GR：Br Med J（Clin Res Ed）287（6399）：1088-1089, 1983.
2) Hughes GR, et al：Ann Rheum Dis 48（5）：355-356, 1989.
3) Francès C, et al：Arthritis Rheum 52（6）：1785-1793, 2005.
4) Cervera R, et al：Ann Rheum Dis 68（9）：1428-1432, 2009.
5) Cervera R, et al：Ann Rheum Dis 74（6）：1011-1018, 2015.
6) Hughes GR：APS：What rheumatologists should know about Hughes syndrome. The Rheumatologist. February 17, 2016.
7) Miyakis S, et al：J Thromb Haemost 4（2）：295-306, 2006.
8) Otomo K, et al：Arthritis Rheum 64（2）：504-512, 2012.
9) Lim W, et al：JAMA 295（9）：1050-1057, 2006.
10) 抗リン脂質抗体症候群合併妊娠 診療ガイドライン（案）．平成27年度日本医療研究開発機構成育疾患克服等総合研究事業，2016年2月．
11) Weissmann G：FASEB J 28（4）：1527-1530, 2014.

4章 慢性多関節炎――年齢層別による膠原病の診かたは？　C 若年～中高年層

Q22 シェーグレン症候群の診かたは？

宇都宮雅子

- ● どんなときにシェーグレン症候群を疑う？
  - 乾燥症状（眼球，口腔内，皮膚など）およびそれを想起させる症状があるとき．
  - 関節・皮膚・肺・腎・神経などの臓器病変があるとき．
- ● どんなフォロー・治療を行えばよい？
  - 多くは対症療法と経過観察．
  - 生命あるいは臓器予後に関わる腺外症状のときはステロイドをはじめとした治療を．

症例を▶▶▶みてみよう！　**65歳，女性，農作業従事者**

来院1カ月前より倦怠感と食思不振を認め，4日前農作業後から近位筋優位の筋力低下をきたし，自立歩行困難となり救急外来を受診．来院時の採血検査でK 1.4 mEq／Lと著明な低カリウム血症を認めた．同時にアニオンギャップ（AG）正常の代謝性アシドーシス（pH 7.2，AG 10 mEq／L）も認め，精査目的で入院．
尿 pH 6.5，尿アニオンギャップ20 mEq／L，尿浸透圧ギャップ・酸負荷試験の結果から1型尿細管性アシドーシス（renal tubular acidosis；RTA）が疑われ，追加問診にて口腔内乾燥症状を認め，ガムテスト，シルマー試験，抗SS-A／Ro抗体はすべて陽性．

1 シェーグレン症候群（Sjögren's syndrome；SS）とは？

- 涙腺や唾液腺をはじめとする外分泌腺に対する免疫反応を主体とする疾患です．
- 日本の調査では推定患者数68,000人，男女比1：17，平均年齢60.8歳と中高年女性に多い疾患ですが，小児を含む若年者や高齢者にも生じます．
- 乾燥症状がよく知られていますが，それのみを呈するのは全体の3割にとどまり，残りは経過中腺外症状と呼ばれる症状を呈します．

- ☐→ 乾燥症状以外の様々な主訴で受診することも稀ではありません。
- ☐→ 5%で悪性リンパ腫を発症することも知られています。

2 症状は？（図1）

- ☐→ 症状は外分泌腺症状と腺外症状に分けて考えます。

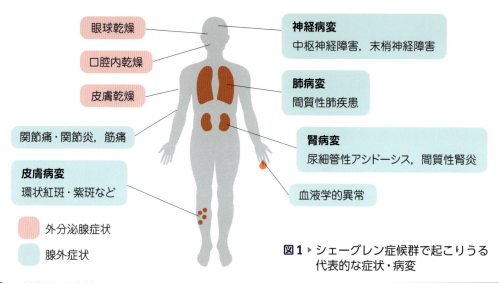

図1▶シェーグレン症候群で起こりうる代表的な症状・病変

●→ 外分泌腺症状とは？

- ☐→ 外分泌腺症状は眼球・口腔の乾燥症状のほか，腟・上気道・皮膚の乾燥に伴う症状があります。

  眼球の乾燥：乾燥そのもののほか，違和感や瘙痒感，チクチクとした痛み，羞明，など
  口の乾燥：口腔内や口唇の痛み，乾燥した食品の飲み込みづらさ，嚙みづらさ，口腔内のねばつき，味覚の変調，義歯不適合感，長時間話すのがつらい，など

●→ 腺外症状とは？

- ☐→ 腺外症状は皮膚，関節，肺，腎，神経，血液などに生じます。<u>乾燥症状が軽微で腺外症状が目立つかたちで発症することもあります</u>。

①皮膚

- ☐→ 皮膚症状は環状紅斑（図2）が有名ですが，レイノー症状や蕁麻疹様紅斑（図3）などがみられることもあります。皮膚血管炎の所見として紫斑や下肢の潰瘍などをきたすこともあります。

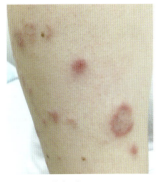

図2 ▶ 環状紅斑

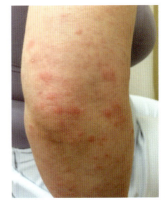

図3 ▶ 蕁麻疹様紅斑

②関節
- 関節リウマチのように対称性の関節炎を起こしうることが知られていますが，明らかな腫脹を伴う例は少なく，基本的に骨びらんは生じないと言われています．そのほか，軽度の筋炎症状，線維筋痛症を合併することもあります．

③肺
- 間質性肺疾患の合併が知られており，多くは非特異性間質性肺炎（NSIP）パターンですが，どのパターンも取りえます．リンパ球性間質性肺炎（lymphocytic interstitial pneumonia；LIP）はシェーグレン症候群に特徴的と言われています．

④腎
- 間質性腎炎や尿細管性アシドーシスをきたすことがあり，低カリウム血症に伴う筋力低下のみで発症することもあります．

⑤神経
- 末梢から中枢まであらゆる神経病変の合併がみられることがあります．末梢の感覚型神経障害では顔面・体幹・四肢のチクチクとした痛みや温痛覚低下，知覚過敏を認めますが，神経伝導速度は正常，皮膚生検で上皮内の神経線維の減少や変性の所見を認めるという点に注意が必要です．
- そのほか，感覚性の三叉神経障害（通常 V_2，V_3 領域），感覚運動性神経障害（多くは多発単神経障害のかたちをとり，血管炎などの全身病変に伴う），多発脳神経障害などを呈することもあります．また，中枢神経障害では無菌性髄膜炎や視神経脊髄炎（抗アクアポリン4抗体との関連）などをきたすこともあります．

⑥血液学的異常
- 貧血や白血球減少，血小板減少を認めることがありますが，比較的軽微であることが多いです．

⑦その他
- 自己免疫性甲状腺疾患の合併

- 自己免疫性肝炎, 原発性胆汁性肝硬変の合併
- クリオグロブリン血症（血管炎）の合併
- 悪性リンパ腫の発症率が健常人の18〜40倍
- 薬剤アレルギーを起こしやすい
- 持続性の疲労感など不定愁訴のような症状

→ 抗SS-A/Ro抗体陽性妊婦では児に新生児ループスのリスクがあるため, 産科と膠原病・リウマチ科の連携が必要です。

3 問診・身体診察のポイントは？

→ シェーグレン症候群の問診・身体診察のポイントを図4に示します。

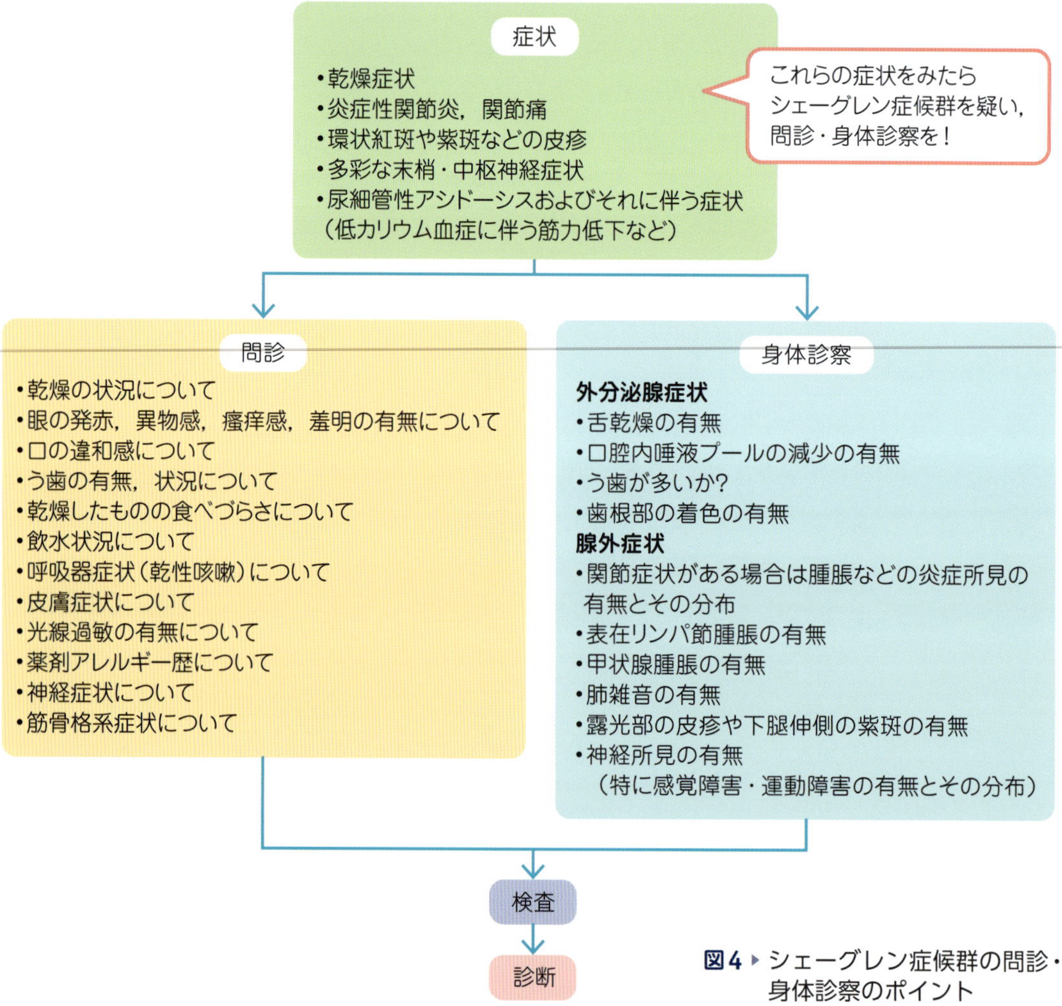

症状
- 乾燥症状
- 炎症性関節炎, 関節痛
- 環状紅斑や紫斑などの皮疹
- 多彩な末梢・中枢神経症状
- 尿細管性アシドーシスおよびそれに伴う症状（低カリウム血症に伴う筋力低下など）

> これらの症状をみたらシェーグレン症候群を疑い, 問診・身体診察を！

問診
- 乾燥の状況について
- 眼の発赤, 異物感, 瘙痒感, 羞明の有無について
- 口の違和感について
- う歯の有無, 状況について
- 乾燥したものの食べづらさについて
- 飲水状況について
- 呼吸器症状（乾性咳嗽）について
- 皮膚症状について
- 光線過敏の有無について
- 薬剤アレルギー歴について
- 神経症状について
- 筋骨格系症状について

身体診察

外分泌腺症状
- 舌乾燥の有無
- 口腔内唾液プールの減少の有無
- う歯が多いか？
- 歯根部の着色の有無

腺外症状
- 関節症状がある場合は腫脹などの炎症所見の有無とその分布
- 表在リンパ節腫脹の有無
- 甲状腺腫脹の有無
- 肺雑音の有無
- 露光部の皮疹や下腿伸側の紫斑の有無
- 神経所見の有無（特に感覚障害・運動障害の有無とその分布）

→ 検査 → 診断

図4 ▶ シェーグレン症候群の問診・身体診察のポイント

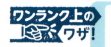

「乾燥症状＝シェーグレン症候群」ではない！
高齢者では約30％近くが口腔乾燥感を自覚していると言われています。その原因は様々で，中でも薬剤性（特に抗コリン作用を有する各種薬剤），糖尿病などによる乾燥はしばしばみられるため，乾燥症状からシェーグレン症候群を想起すると同時に，その他の鑑別疾患に関しても検討しましょう。

4 検査は？

● 血液検査ではどんな所見が出る？

- □ 白血球減少，貧血，血小板減少がそれぞれ20％程度認められ，汎血球減少を呈することもあります。
- □ 高ガンマグロブリン血症も約2～6割に認められ，グロブリン値が4～6g/dLに至ることがあります。
- □ 抗核抗体は9割近くの患者で陽性となり，補体低下や白血球減少と併せ全身性エリテマトーデス（SLE）との鑑別が困難な場合もあります。
- □ 原発性シェーグレン症候群において，抗SS-A/Ro抗体，抗SS-B/La抗体はそれぞれ約4～8割，約2～5割で陽性であり，抗SS-B/La抗体陽性はより疾患特異的であると言われています。しかし，これらの抗体が陰性であっても疾患の除外はできないことに注意しましょう。
- □ リウマトイド因子（RF）は約3～6割で陽性となります。また，抗CCP抗体陽性例では非びらん性多関節炎の割合がやや多いです。
- □ 低補体血症およびクリオグロブリン血症は悪性リンパ腫のリスク因子としても知られています。

● そのほかに必要な検査は？

- □ 尿検査で蛋白尿や血尿，胸部X線検査で間質影がないかをチェックします。
- □ ガムテスト（10分間ガムを噛み唾液量を測定→10mL以下：分泌量低下）で口腔内乾燥をチェックします。
- □ 眼科へコンサルトし，シルマー試験，および蛍光色素試験orローズベンガル試験orリサミングリーン染色を依頼します。
- □ 口腔外科あるいは耳鼻科などにて口唇小唾液腺生検を行います。

5 診断は？

- 日本の厚生省（現・厚生労働省）研究班による改訂診断基準（1999年，**表1**），米国・ヨーロッパの合同検討グループ（American-European Consensus Group；AECG）による分類基準（2002年，**表2**）[1]に加え，2012年に米国リウマチ学会（ACR）よりシェーグレン症候群国際臨床協力連盟（Sjögren's International Collaborative Clinical Alliance；SICCA）がシェーグレン症候群の新分類基準（**表3**）[2]を発表しています。
- それぞれ感度・特異度に優れていますが，現時点では最も優れているとのコンセンサスを得られている基準はありません。わが国では厚生省の診断基準（**表1**）が，世界的にはAECGの基準（**表2**）が広く用いられています。

表1 ▶ シェーグレン症候群の改訂診断基準（厚生省研究班，1999年）

1. 生検病理組織検査で次のいずれかの陽性所見を認めること
A）口唇腺組織で4mm²あたり1focus（導管周囲に50個以上のリンパ球浸潤）以上
B）涙腺組織で4mm²あたり1focus（導管周囲に50個以上のリンパ球浸潤）以上
2. 口腔検査で次のいずれかの陽性所見を認めること
A）唾液腺造影でStage I（直径1mm未満の小点状陰影）以上の異常所見
B）唾液分泌量低下（ガムテストにて10分間で10mL以下，またはサクソンテストで2分間で2g以下）があり，かつ唾液腺シンチグラフィーにて機能低下の所見
3. 眼科検査で次のいずれかの陽性所見を認めること
A）シルマー試験で5分間に5mm以下で，かつローズベンガル試験（van Bijsterveldスコア）で3以上
B）シルマー試験で5分間に5mm以下で，かつ蛍光色素試験で陽性
4. 血清検査で次のいずれかの陽性所見を認めること
A）抗SS-A/Ro抗体陽性
B）抗SS-B/La抗体陽性

上記1～4の4項目のうち，いずれか2項目以上を満たせばシェーグレン症候群と診断する

表2 ▶ AECG分類基準（2002年）

Ⅰ	眼症状：以下の質問で1つ以上を満たす
	① 3カ月以上の眼球乾燥症状
	② 目に砂が入ったようなゴロゴロする感覚がある
	③ 1日3回以上の人工涙液などの点眼を必要とする
Ⅱ	口腔内症状
	① 3カ月以上口が渇く感覚がある
	② 成人後も唾液腺が持続的に腫れていたり，繰り返し腫れたりする
	③ 乾燥したものを食べるときに，頻繁に水分を必要とする
Ⅲ	眼所見：以下の客観的な眼所見の1つ以上を満たす
	① シルマー試験≦5mm/5分間
	② ローズベンガル試験あるいはその他のドライアイ試験で陽性（van Bijsterveldスコアで4点以上）
Ⅳ	病理組織検査
	小唾液腺組織で4mm²あたり1focus（導管周囲に50個以上のリンパ球浸潤）以上
Ⅴ	唾液腺所見
	① 刺激をしない状態での唾液分泌量が15分間で1.5mL以下
	② 耳下腺造影で，太い腺管の閉塞所見を認めず，びまん性の腺管拡張所見（点状・空洞状または破壊性造影パターン）を認める
	③ 唾液腺シンチグラフィーでトレーサーの集積遅延や集積低下，排泄遅延
Ⅵ	抗SS-A/Ro抗体　あるいは　抗SS-B/La抗体陽性

原発性シェーグレン症候群：ⅣまたはⅤを含む4項目以上，あるいはⅢ～Ⅵのうち3項目以上を満たす
二次性シェーグレン症候群：他の明らかなリウマチ性疾患を合併し，ⅠあるいはⅡを含む全3項目以上を満たす
除外基準：頭頸部への放射線照射後，C型肝炎，AIDS，先行しているリンパ腫，サルコイドーシス，GVHD（移植片対宿主病），抗コリン薬の使用

（文献1より引用）

表3 ▶ 米国リウマチ学会分類基準（2012年）

① 抗SS-A/Ro抗体陽性あるいは抗SS-B/La抗体陽性 　または 　リウマトイド因子陽性かつ抗核抗体陽性≧320倍
② 口唇唾液腺生検で4mm²あたり1focus（導管周囲に50個以上のリンパ球浸潤）以上
③ 乾燥性角結膜炎（ocular staining score≧3）

3項目中，2項目以上を満たすものをシェーグレン症候群と診断する
除外基準：頭頸部への放射線照射後，C型肝炎，AIDS，サルコイドーシス，アミロイドーシス，GVHD，IgG4関連疾患

（文献2より引用）

6 治療は？

● 外分泌腺症状に対する治療は？

□ 外分泌腺症状の治療は対症療法が中心です。

□ 眼球・口腔内乾燥症状の治療を表4にまとめました。

表4 ▶ 眼球・口腔内乾燥症状の治療

眼球乾燥症状	・人工涙液（ソフトサンティア®） ・ヒアルロン酸ナトリウム（ヒアレイン®点眼液0.1%，使用頻度が多い場合やソフトコンタクトレンズ使用時は保存料を含まないヒアレイン®ミニ点眼液0.1%） 〈上記で改善しない場合〉 ・ジクアホソルナトリウム点眼液（ジクアス®），レバミピド懸濁点眼液（ムコスタ®） ・涙腺プラグ挿入（眼科コンサルト）
口腔内乾燥症状	・人工唾液（サリベート®エアゾール） ・ピロカルピン塩酸塩（サラジェン®），セビメリン塩酸塩水和物（エボザック®） 　➡両者とも副作用（多汗，悪心，腹痛，下痢，ほてり，動悸）に注意して少量から漸増。虚血性心疾患や気管支喘息では禁忌 ・口腔ケア，口腔内保湿剤（バイオティーン®：市販薬）

● 各腺外症状に対する治療は？

□ 腺外症状の治療では，ステロイドを中心に各病態に応じた免疫抑制薬の使用も考慮します。

関節症状：非ステロイド性抗炎症薬（NSAIDs）で効果がない場合や使用できない場合は少量・短期のステロイドを，コントロール困難な場合は抗リウマチ薬を使用します。

間質性肺病変：中等量〜大量のステロイドを用います。難治性あるいは重症の場合はアザチオプリンなどの免疫抑制薬併用を考慮します。

尿細管性アシドーシス：重曹あるいはクエン酸ナトリウムの投与，カリウムの補充などを行います。間質性腎炎の場合はステロイドを使用することもあります。

中枢神経障害や多発単神経障害，血管炎を起こしている症例：大量ステロイドに加え，シクロホスファミドなどの免疫抑制薬の併用を考慮します。

重症例，難治例：リツキシマブなどの使用も考慮します。

7 フォローに際しての注意点は？

- シェーグレン症候群の患者の5％で経過中悪性リンパ腫を発症し，そのリスクは健常者の16〜44倍と言われています．MALT（mucosa associated lymphoid tissue）リンパ腫，びまん性大細胞B細胞型リンパ腫が多く，耳下腺の持続性の腫脹，触知可能な紫斑，補体低値，M蛋白の存在，クリオグロブリン，口唇生検での胚中心形成などはリスクファクターとされています．
- 毎回の外来では腺外病変のチェックとともに，体重減少，発熱，盗汗などのB症状の有無，リンパ節腫脹や唾液腺腫脹がないか，あるいは悪化していないかに注意します．
- 症状が軽度であれば数カ月に1回の通院でよい場合も多いです．

●文 献
1) Vitali C, et al：Ann Rheum Dis 61(6)：554-558, 2002.
2) Shiboski SC, et al：Arthritis Care Res(Hoboken) 64(4)：475-487, 2012.
3) Ramos-Casals M, et al：JAMA 304(4)：452-460, 2010.

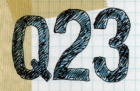

Q23 多発性筋炎・皮膚筋炎の診かたは？

横川直人

◉多発性筋炎・皮膚筋炎の初発時に特に多く見られる症状は？
- 脱力（近位筋優位）
- 皮疹（三大徴候：ヘリオトロープ疹，ゴットロン丘疹，ゴットロン徴候）
- 労作時息切れ（間質性肺炎）
- 関節痛

◉多発性筋炎・皮膚筋炎を疑ったときにチェックする検査は？

【筋症状がある場合】
- CK：クレアチンキナーゼ
- アルドラーゼ
- 抗核抗体
- 抗ARS抗体
- 胸部X線検査

【筋症状がない場合】
- 抗MDA5抗体
- フェリチン
- 胸部CT検査

◉治療とモニタリング時に注意すべきことは？
- 悪性腫瘍の合併
- 呼吸障害
- 心筋傷害
- 嚥下障害
- ステロイドの副作用（特にステロイドミオパチー）

症例をみてみよう！① 45歳，女性

数ヵ月前から階段昇降が困難となる．review of systems（ROS）でレイノー現象，手指こわばりあり．診察では近位筋の筋力低下，機械工の手，手関節腫脹を認め，採血でCK 1,200 IU/L，抗核抗体細胞質型と抗ARS抗体が陽性（抗Jo-1抗体は陰性）．胸部X線写真で間質性陰影を認めた．抗ARS抗体症候群と診断し，ステロイド高用量とアザチオプリンの併用投与を開始後，筋力低下は改善し，間質性肺炎も改善した．

症例をみてみよう！② 65歳，男性

約1ヵ月前から手指や四肢伸側に紅斑が出現．数週間前より労作時に息切れが出現．診察で筋力低下なし，手指関節伸側に鱗屑を伴う紅斑と一部に潰瘍形成あり．安静時の酸素飽和度は正常だが，歩行で低下あり．CK正常．胸部X線写真で間質陰影あり．急速進行性間質性肺炎を疑い，ステロイドパルス，シクロホスファミド間欠静注療法およびカルシニューリン阻害薬も投与するが，間質性肺炎は進行性に悪化し死亡．抗MDA5抗体陽性．

1 疾患概念と定義は？

- ☐ 自己免疫により近位筋の筋力低下をきたす炎症性筋疾患を多発性筋炎（PM）と呼び，典型的な皮疹を伴うものは皮膚筋炎（DM）と呼びます．
- ☐ DMは間質性肺炎や悪性腫瘍を合併することが多いです．典型的な皮疹があっても筋力低下や筋検査異常（筋原性酵素上昇など）がないものは無筋症性皮膚筋炎（amyopathic dermatomyositis；ADM），筋力低下を伴わないが筋検査異常を伴うものはhypomyopathic dermatomyositis，両者を合わせてclinically amyopathic dermatomyositis（CADM）と呼ぶこともあります．

2 疫学は？

- ☐ 2009年の臨床調査個人票の解析結果によれば，患者数は約17,000人（10万人当たり13人），PMとDMの推定患者数はほぼ同数で男女比は1：3，発症ピークは5〜9歳と50歳代でした[1]．

3 臨床症状と臨床所見は？

● 筋病変

- 緩徐に進行する四肢近位筋群，体幹，頸筋，咽頭筋の筋力低下により，階段昇降，しゃがみ立ち，重い物の持ち上げ，起床時の頭の持ち上げ，嚥下障害（誤嚥），構音障害などの症状をきたします。
- 重度の筋力低下や嚥下障害を呈する場合は生命予後が悪いです。
- 検査値では筋原性酵素（CK，アルドラーゼ，LDH，AST/ALT）が上昇します。CKがセット項目に含まれない場合，肝機能異常と間違われることも少なくありません。肝機能障害（の併存）の有無を知るためにγ-GTPも測定するとよいでしょう。
- 重症例では心筋障害も合併することがあります。治療前のCK-MBや心筋トロポニンの上昇は心筋障害を疑います。一方，治療開始後のCK-MB上昇は筋再生を反映した非特異的な所見であることが多いです。
- MRI（単純）は診断基準に含まない検査ですが，T1強調画像で低信号，STIR画像で高信号の場合は浮腫，ともに高信号の場合は脂肪変性を意味し，炎症の局在を知る上でも有用です。
- 治療効果判定には徒手筋力テスト（manual muscle test；MMT）とCKの双方が重要です。ステロイドミオパチーとの鑑別は時に困難ですが，ステロイドミオパチーでは通常CKは上昇しません。

● 皮膚病変

- 皮膚病変について**表1**にまとめました。

● 肺病変（間質性肺炎）

- 抗ARS抗体（後述）が陽性の場合は，特に高頻度で間質性肺炎（NSIPパターン☞**Q02**）をきたし，治療反応性はよいですがステロイド減量中に再燃することも多いです。
- 抗MDA5抗体（後述）が陽性の場合は，急速進行性の間質性肺炎を合併しやすく致命的となりえます。

● 関節病変（多関節痛）

- 多関節炎（非びらん性），特に抗Jo-1抗体陽性の多関節炎では，遠位指節関節の脱臼などの変形を伴う関節炎を呈することがあります。

表1 ▶ PM/DMの皮膚病変

三大徴候*（図1）	ヘリオトロープ疹	眼瞼部の紫紅色浮腫性紅斑（図1A）
	ゴットロン丘疹	手指関節背面の紅色丘疹（図1B）
	ゴットロン徴候	手指関節背面および四肢関節背面（肘頭，膝蓋，内果）の角化性紅斑（図1C）
その他の皮膚症状	Vネックサイン	頸部から上胸部の紅斑
	ショール徴候	項部から肩の後面の紅斑
	脂漏部位紅斑	鼻唇溝など脂漏部位の紅斑（図1A）
	多形皮膚萎縮（ポイキロデルマ）	色素沈着，色素脱失，血管拡張，表皮萎縮などが混在
	皮膚潰瘍	手指伸側の潰瘍や掌側の有痛性紅斑をみたら，抗MDA5抗体陽性筋炎を疑う（図2）
	機械工の手（メカニクスハンド）	手指皮膚の角化が母指の尺側，他の4指の橈側に進行（図3）
	レイノー現象	爪郭毛細血管異常をきたすが，全身性強皮症のように手指潰瘍や手指壊疽には進行しない

＊：表2の診断基準項目に含まれる

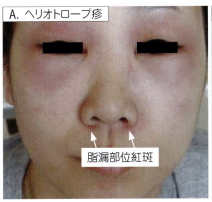
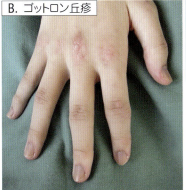
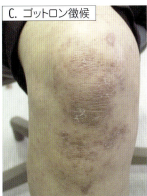

図1 ▶ 皮膚病変の三大徴候

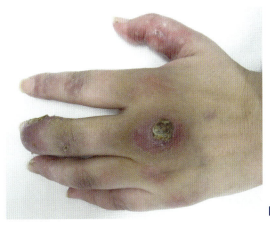

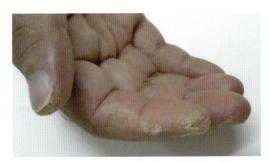

図3 ▶ メカニクスハンド（抗ARS抗体陽性）

図2 ▶ 皮膚潰瘍（抗MDA5抗体陽性）

● 悪性腫瘍

□→ 癌の合併は，DMでは3〜6倍，PMでは2倍弱と一般人口に比べて高く，通常，筋炎発症の2〜3年以内に生じます。
□→ 年齢・性別に応じたスクリーニングを実施しますが，卵巣癌や膵癌などにも注意が必要です。
□→ 抗TIF1-γ抗体陽性の成人例では特に合併頻度が高くなります（後述）。

4 筋炎の鑑別診断は？

□→ 「脱力＋CK高値」の鑑別診断を以下に挙げます（図4）。
- **感染による筋炎**：ウイルス（インフルエンザ，コクサッキー，サイトメガロウイルスなど）
- **薬剤性ミオパチー**：アルコール，スタチン，コルヒチンなど
- **内分泌異常によるミオパチー**：甲状腺機能低下症など

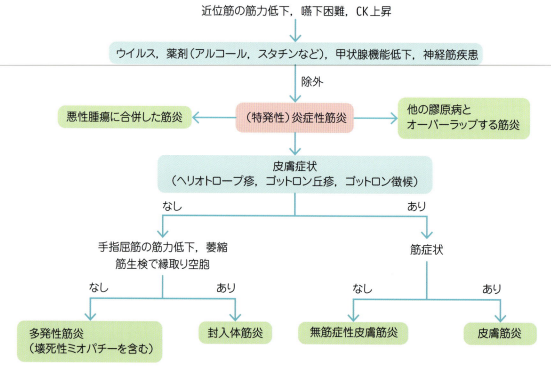

図4 ▶ 筋炎の診断アルゴリズム（臨床医向け）

- **神経筋疾患**：筋ジストロフィーなど
- **その他**：筋痙攣・熱中症など

5 診断基準は？

- 国際的にはBohanとPeterの診断基準（1975年）[2]が有名で，近位筋の筋力低下，筋原性酵素の上昇，筋電図異常，筋病理でPM，定型的皮膚症状を加えてDMと診断しますが，封入体筋炎や感染性筋炎などの除外ができません。現在，新国際基準が策定中です（http://www.imm.ki.se/biostatistics/calculators/iim/）。

- 日本では抗Jo-1抗体や全身性炎症所見，関節炎などの項目を追加した厚生労働省の診断基準（1992年）が用いられてきましたが，急速進行性間質性肺炎を合併しやすく予後不良のADM/CADMが分類できませんでした。2014年に皮疹の定義，筋電図所見，筋炎特異的自己抗体の種類とともに改訂した新しい診断基準が策定されています（表2）[3]。

表2 ▶ 指定難病としてのPM/DMの診断基準（厚生労働省，2014年改訂）

1	診断基準項目
	1) 皮膚症状 　a. ヘリオトロープ疹：両側または片側の眼瞼部の紫紅色浮腫性紅斑 　b. ゴットロン丘疹：手指関節背面の丘疹 　c. ゴットロン徴候：手指関節背面および四肢関節背面の紅斑 2) 上肢または下肢の近位筋の筋力低下 3) 筋肉の自発痛または把握痛 4) 血清中筋原性酵素（クレアチンキナーゼまたはアルドラーゼ）の上昇 5) 筋炎を示す筋電図変化 6) 骨破壊を伴わない関節炎または関節痛 7) 全身性炎症所見（発熱，CRP上昇，または赤沈亢進） 8) 抗アミノアシルtRNA合成酵素抗体（抗Jo-1抗体を含む）陽性 9) 筋生検で筋炎の病理所見：筋線維の変性および細胞浸潤
2	診断基準
	皮膚筋炎：1) の皮膚症状a〜cの1項目以上を満たし，かつ経過中に2)〜9) の項目中4項目以上を満たすもの なお，皮膚症状のみで皮膚病理学的所見が皮膚筋炎に合致するものは無菌症性皮膚筋炎として皮膚筋炎に含む。 多発性筋炎：2)〜9) の項目中4項目以上を満たすもの
3	鑑別診断を要する疾患
	感染による筋炎，薬剤誘発性ミオパチー，内分泌異常に基づくミオパチー，筋ジストロフィーその他の先天性筋疾患，湿疹・皮膚炎群を含むその他の皮膚疾患

6 自己抗体を測定する意義は？

- PM/DMでは，筋炎に特異的な抗体と，筋炎に関連する抗体の存在がわかっています（表3）．これらの自己抗体は，PM/DMの特定の臨床症状と密接に関連しており，単に診断だけでなく，病型分類，予後の予測，治療方針の決定に有用です．また，筋炎に特異的ではないものの関連はしている抗体も複数存在します．
- 2015年9月に抗MDA5抗体，抗TIF1-γ抗体，抗Mi-2抗体が販売承認されましたが，保険未収載（2016年4月現在）です．

表3 ▶ 自己抗体によるPM/DMの病型分類

分類	病型	自己抗体	抗核抗体パターン	頻度	臨床的特徴
筋炎に特異的な自己抗体	抗ARS抗体症候群	抗ARS抗体（抗Jo-1抗体など）	細胞質	約30%	筋炎，間質性肺炎，多関節炎，レイノー現象，機械工の手，発熱
	壊死性ミオパチー	抗SRP抗体	細胞質	約5%	重症，治療抵抗性，心病変，嚥下障害．抗HMGCR抗体では半数がスタチン使用
		抗HMGCR抗体		約5%	
	無筋症性皮膚筋炎	抗MDA5抗体（抗CADM-140抗体）		約30%	皮膚潰瘍，手指掌側の有痛性の丘疹，間質性肺炎（急速進行性では致死的）
	古典的な皮膚筋炎	抗Mi-2抗体	核内	約10%	典型的な皮疹
		抗TIF1-γ抗体（抗p155/140抗体）		約20%	成人では悪性腫瘍が50～70%合併，小児で陽性率が高いが悪性腫瘍は合併しない．
筋炎に関連する自己抗体	重複症候群関連	抗U1RNP抗体	核内	10%	混合性結合組織病（全身性強皮症，SLE）
		抗Ku抗体，抗PM-Scl抗体		稀	全身性強皮症の合併（抗Ku抗体は日本，抗PM-Scl抗体は欧米で多い）
	その他	抗SS-A抗体	細胞質	10～20%	シェーグレン症候群

抗アミノアシルtRNA合成酵素抗体（抗ARS抗体）

- 抗ARS抗体症候群（抗シンテターゼ抗体症候群）を呈し，臨床的特徴として間質性肺炎，関節炎，機械工の手（メカニクスハンド，図3），発熱，レイノー現象が挙げられます．
- 2014年より5種類の抗ARS抗体（抗Jo-1抗体，抗PL-7抗体，抗PL-12抗体，抗EJ抗体，抗KS抗体）を一括測定できるようになり，PM/DMにおける抗体陽性率が約30％に向上しました．なお，抗核抗体の細胞質型陽性がヒントになります．

- □→ 抗体の種類による臨床像には若干の差があり，抗Jo-1抗体陽性例では筋症状や関節症状の頻度が高く，その他の抗ARS抗体では間質性肺炎の頻度が高い傾向があります。
- □→ 間質性肺炎が先行した場合に，呼吸器内科で診られていることも少なくありません。初期治療（高用量ステロイド）はよく効きますが，再燃率が高く，慢性に進行しやすいので，免疫抑制薬を併用するのがよいでしょう。

●→ 抗MDA5抗体（抗CADM-140抗体）

- □→ 無筋症性筋炎を呈し，間質性肺炎や縦隔気腫の合併が多いのが特徴です。
- □→ 急速進行性間質性肺炎は致死性であり，特徴的な皮膚潰瘍や手指掌側の有痛性の丘疹から本疾患を疑うことが大切です。フェリチン値が病勢を反映します。

●→ 抗TIF1（transcriptional intermediary factor 1）-γ抗体

- □→ 悪性腫瘍関連の筋炎を呈し，成人の場合は悪性腫瘍の合併率が高いため（50〜75％），悪性腫瘍の徹底的な検索と慎重な経過観察が必要です。PET検査の実施を検討してもよいでしょう。

●→ 抗Mi-2抗体

- □→ 古典的な皮膚筋炎の病型を呈し，臨床的特徴として，Vネックサイン，ショールサインなど典型的な皮疹が生じやすいことが挙げられます。

●→ 抗SRP（signal recognition particle）抗体

- □→ 免疫介在性壊死性筋症を呈し，臨床的特徴としては重度の筋力低下，心病変，嚥下障害をきたし，治療抵抗性で，筋病理は壊死性ミオパチーで炎症細胞浸潤に乏しいことが挙げられます。
- □→ ステロイドに抵抗性で，免疫抑制薬や大量免疫グロブリン静注療法が必要な場合が少なくありません。

7 筋電図は？

- □→ 針筋電図では，随意収縮時の低振幅電位（筋原性変化）のみならず，針の刺入や移動によって線維自発電位や陽性鋭波などの安静時活動が規則的リズムを持って出現するのが特徴的です。

8 病理は？

- 筋炎に類似した筋ジストロフィー，封入体筋炎，サルコイドーシスなど筋生検でしか鑑別ができない場合もあるので，特に典型的な皮疹がなければ筋生検は可能な限り検討します．
- なお，生検部位は筋電図によるアーチファクトを避けるため，筋電図を行っていない側で行います．
- DMはPMに皮膚症状を伴うものと前述しましたが，筋病理ではPMとDMで異なります．通常，PMでは筋線維が病態の主座でありCD8陽性T細胞が非壊死筋線維内に侵入しますが，DMでは血管が病態の主座でありCD4陽性T細胞が非壊死筋線維を囲みます．
- 特にADMでは皮膚病理が参考になります．表皮基底層の液状変性，真皮血管周囲性の単核球浸潤，真皮へのムチン沈着が特徴的です．ただし，エリテマトーデスでも類似の所見があり診断的とは言えません．

9 治療は？（図5）

- PM/DMの治療の第一選択は高用量ステロイドです．日和見感染対策としてのST合剤の予防投与や骨保護，潜在性肺結核があればイソニアジドの投与なども忘れずに行います．
- ステロイドを早期減量するために，投与開始時より免疫抑制薬[アザチオプリン，タク

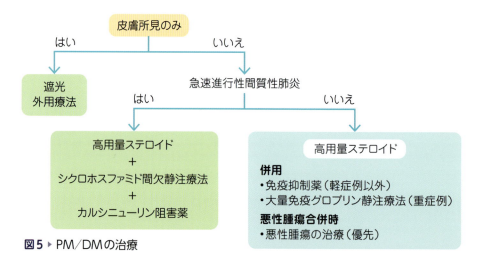

図5 ▶ PM/DMの治療

ロリムス，メトトレキサート（保険適用外），シクロスポリン（保険適用外）]を併用します。
- 重度の筋力低下や嚥下障害・呼吸障害などを呈する重症例では，ステロイドパルス療法や大量免疫グロブリン静注療法も考慮します。
- また，ADMに伴う急速進行性間質性肺炎には，ステロイドパルス，シクロホスファミド間欠静注療法およびカルシニューリン阻害薬の併用も行います。
- 治療開始後（1カ月以降）に，CKが正常で筋力低下が進行する場合はステロイドミオパチーをまず疑いますが，活動性筋炎の残存や廃用性筋萎縮の要素もあり鑑別は容易でなく，ステロイド量，筋力，CK値の推移などから総合的に判断しなければなりません。
- また，リハビリテーションについては慢性期だけでなく治療早期から併用するほうがよいと言われています。

● 文 献

1) 難病情報センター：皮膚筋炎／多発性筋炎．（2016年5月閲覧）
   http://www.nanbyou.or.jp/entry/4080
2) Bohan A, et al：N Engl J Med 292(8)：403-407, 1975.
3) 多発性筋炎・皮膚筋炎治療ガイドライン．厚生労働科学研究費補助金難治性疾患等政策研究事業（難治性疾患政策研究事業）自己免疫疾患に関する調査研究班多発性筋炎・皮膚筋炎分科会 編，診断と治療社, 2015.

4章 慢性多関節炎──年齢層別による膠原病の診かたは？　C 若年〜中高年層

Q24 全身性強皮症（硬化症）の診かたは？

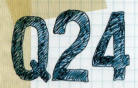

川口鎮司

- ●全身性強皮症の初発症状は？
    - レイノー現象
    - 手指の荒れ
    - 手指のむくみ，朝のこわばり感
- ●全身性強皮症における皮膚以外の主要臓器病変は？
    - 間質性肺病変
    - 逆流性食道炎
    - 筋病変（骨格筋，心筋）
    - 腎病変
    - 肺動脈性肺高血圧症
    - 小腸蠕動運動の低下
- ●全身性強皮症の治療方法は？
    - 国際的に治療薬はない。
    - 症状に合わせた対症療法を行う。
    - 線維化には免疫抑制療法が選択される。

症例を みてみよう！

45歳，女性，主婦

6カ月前からときどき，手指の色が白くなることに気づいていた。2カ月前から手指のこわばりが生じ，伸ばしたり曲げたりするときに徐々に力が必要になってきた。1週間前からは手指をまっすぐ伸ばせなくなってきて，関節を動かすと痛みが出てきた。この頃から乾性咳が生じるようになり，食欲がなくなってきた。
血液検査は抗核抗体陽性，抗Scl-70抗体陽性であり，皮膚硬化の所見が手指から手背まで広がってきていた。胸部の高解像度CT（HRCT）検査にて，両側下肺野に限局したすりガラス陰影を認めた。以上より，間質性肺炎を合併した全身性強皮症の早期と

診断した（6カ月の経過での皮膚硬化の急速な進行や，すりガラス陰影を中心とした間質性肺病変から早期と考えた）。

この時点での呼吸機能検査では，%VC 97％，%DLco 72％と拘束性障害は認めない結果であった。その3カ月後の経過観察では，%VC 88％，胸部HRCTにてすりガラス陰影の拡大と索状／網状陰影の新たな出現がみられた。間質性肺病変と皮膚硬化に対してシクロホスファミドと少量プレドニゾロンの併用療法を行った。

1 全身性強皮症と確実に診断するために

● レイノー現象を呈する疾患は？

- レイノー現象を呈する疾患を表1に示します。膠原病以外にも整形外科的疾患，動脈硬化などがあります。
- 膠原病の初発症状として重要な所見であり，血液検査にて免疫学的検索を行います。
- 全身性強皮症は，40〜60歳の女性が発症することが多いとされています。日本人の患者数は約2万人で，10万人当たり17人程度の有病率となります。

表1 ▶ レイノー現象を呈する疾患や病態

分類	疾患・病態
1. 膠原病および関連疾患	全身性強皮症，全身性エリテマトーデス，混合性結合組織病，多発性筋炎／皮膚筋炎，関節リウマチ，シェーグレン症候群，大動脈炎症候群
2. 閉塞性動脈疾患	動脈硬化症，動脈塞栓症，Buerger病
3. 血管攣縮性疾患	片頭痛，血管性頭痛，異型狭心症
4. 内分泌疾患	カルチノイド症候群，褐色細胞腫，甲状腺機能低下症
5. 悪性腫瘍	卵巣癌，血管中心性リンパ腫
6. 血液疾患	クリオグロブリン血症，クリオフィブリノゲン血症，寒冷凝集素症，パラプロテイン血症，多血症，マクログロブリン血症，プロテインC・プロテインS・アンチトロンビンIII欠乏症，Factor V Leiden, polycythemia（多血症）
7. 神経疾患	手根管症候群，末梢神経炎
8. 感染症	パルボウイルスB19，ヘリコバクターピロリ，B型・C型肝炎，マイコプラズマ感染症
9. 反復性外傷や大血管の障害	松葉杖使用による圧迫，胸郭出口症候群
10. 化学物質，薬剤	ブレオマイシン，ビンブラスチン，シスプラチン，ポリ塩化ビニル，βブロッカー，エルゴタミン，メチセルジド，インターフェロンα，インターフェロンβ，テガフール
11. 機械的外傷	振動障害，凍傷
12. 重金属中毒	砒素，鉛

診断のポイントは？

- レイノー現象と乾性咳だけでは，膠原病，呼吸器疾患を鑑別しなければいけません。
- 患者は朝のこわばりと関節痛を訴えるため，関節リウマチとの鑑別が必要です。また，<u>急速に進行するときには関節痛を伴うため，関節リウマチと間違えることがあります</u>。
- 全身性強皮症の診断には，自己抗体の検索が有用です。
- 90％以上の症例で抗核抗体が陽性となります。また，特異な自己抗体として，抗Scl-70抗体，抗RNAポリメラーゼIII抗体，抗セントロメア抗体，抗U1-RNP抗体が一般の臨床検査で測定可能であり，保険適用です。そのほか，日本人では抗U3-RNP抗体，抗Ku抗体，抗Th/To抗体が5％程度で陽性となります（**表2**）。
- 診断には，2013年に改訂された米国リウマチ学会（ACR）／欧州リウマチ学会（EULAR）の分類基準を用います（**表3**）[1]。

表2 ▶ 全身性強皮症と自己抗体

自己抗体	臨床症状
抗Scl-70抗体	びまん皮膚硬化，間質性肺病変
抗RNAポリメラーゼIII抗体	びまん皮膚硬化，強皮症腎クリーゼ
抗セントロメア抗体	限局皮膚硬化，CREST症候群，肺高血圧症
抗U1-RNP抗体	関節炎，発熱，白血球減少症，筋炎，肺高血圧症，びまんと限局がほぼ同頻度
抗U3-RNP抗体	びまん皮膚硬化，肺高血圧症，筋炎，下部腸管病変
抗Ku抗体	限局皮膚硬化，筋炎
抗Th/To抗体	限局皮膚硬化，間質性肺病変

表3 ▶ ACR／EULARの全身性強皮症分類基準

カテゴリー		点数
皮膚硬化が両手のPIP関節を超えてMCP関節に至っている		9
手指の皮膚硬化（どちらか1つを算定）	浮腫様の手指	2
	PIPまででMCPには至っていない	4
指尖部（どちらか1つを算定）	末端部の皮膚潰瘍	2
	陥凹性瘢痕	3
毛細血管拡張所見		2
爪郭毛細血管の異常		2
肺動脈性肺高血圧症，間質性肺病変の存在		2
レイノー現象		3
疾患特異性自己抗体陽性（3種類のいずれか1つ以上）	抗セントロメア抗体 抗Scl-70抗体 抗RNAポリメラーゼIII抗体	3

8つのカテゴリーの総和が9点以上で全身性強皮症と診断
除外疾患：腎性全身性線維症，全身性モルフィア，好酸球性筋膜炎，糖尿病性浮腫性硬化症，硬化性粘液水腫，肢端紅痛症，ポルフィリン症，硬化性苔癬，GVHD，糖尿病性手関節症

（文献1より改変）

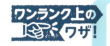
2013年の分類基準では、「皮膚硬化以外の血管病変」や「自己抗体の陽性」が基準の項目に入りました。これにより、ほとんど皮膚硬化がないような症例や早期の症例までも分類できるようになっています。レイノー現象があり、手指のみに限局する皮膚硬化を認め、指尖部に陥凹性瘢痕があり、抗セントロメア抗体が陽性であれば、臓器病変がなくても全身性強皮症と診断できるようになりました。

● 乾性咳症状をみたらどうする？

- □ 間質性肺病変を疑って、胸部X線写真だけでなく、胸部高解像度CTでの検索を行います。
- □ 間質性肺病変がほとんどみられない場合は逆流性食道炎を疑う必要があります。これは、全身性強皮症では咳の原因になります。
- □ 自己抗体の検索で抗Scl-70抗体が陽性であれば、間質性肺病変が進行する可能性があり、治療を行うかどうかを検討する必要があります。

2 全身性強皮症における皮膚症状の評価

● 皮膚硬化の特徴は？

- □ 手指、足趾の先端から皮膚硬化が始まります。同時に、顔の皮膚硬化が始まる患者もいますが、腕や大腿部からというケースは全身性強皮症ではみられません。
- □ 皮膚硬化は、徐々に進行する場合と進行しない場合があり、自己抗体との関連がよく調べられています。
  肘や膝を超えて体幹部のほうまで皮膚硬化が進行➡びまん皮膚硬化型
  そこまで進行しない➡限局皮膚硬化型
- □ びまん皮膚硬化型では、間質性肺病変や小腸蠕動運動低下、心筋障害、腎障害という臓器病変の合併が高頻度です。
- □ 限局皮膚硬化型で進行する症例では、指尖部潰瘍や肺動脈性肺高血圧症などの血管病変がみられます。

● 皮膚血管病変の評価方法は？

- □ 爪郭毛細血管ビデオ顕微鏡（nailfold videocapillaroscopy）を用いて爪郭毛細血管を観察します。図1に示す顕微鏡で簡単に測定でき、コンピュータにて画像を解析できます。

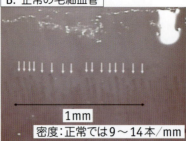
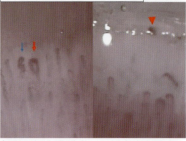

図1 ▶ 全身性強皮症の爪郭毛細血管の観察
全身性強皮症では爪郭毛細血管が正常に比べて見えにくい。

□→ その性状により，血管障害の程度が評価できます。活動期の毛細血管障害があるときには，指尖部潰瘍は進行することが予測されます。

3 全身性強皮症の皮膚病変に対する治療

●→ 皮膚硬化の治療は？

□→ プラセボ対照ランダム化比較試験で有効性が証明された薬物療法はありません。免疫抑制療法の有効性が，症例報告および複数の症例での治療歴として報告されています[1,2]。

□→ メトトレキサート，シクロホスファミド，ミコフェノール酸モフェチルが考慮される治療薬剤とされています。しかしながら，メトトレキサートは間質性肺炎の副作用頻度が高いため，わが国ではあまり用いられていません。また，ミコフェノール酸モフェチルは保険未承認のため，ほとんど使用されていないのが現状です。

□→ そこで，皮膚硬化が1年以内にmodified Rodnan's total skin thickness scoreで15点以上に増える症例では，腱の線維化を伴う関節拘縮の危険性が高いと考え，シクロホスファミドの間欠的点滴静注療法を行います。

□→ 造血幹細胞移植は有効性が報告[3]されていますが，限られた施設でしか行えないのが現状です。

●→ 指尖部潰瘍の治療は？

□→ 指尖部潰瘍は，びまん皮膚硬化型でも限局皮膚硬化型でも生じる合併症です。対症療法として血管拡張薬を用います。

□→ 血管拡張薬としては，ベラプロスト，サルポグレラート，カルシウム拮抗薬が有効で

す。これらの薬剤が有効でない症例では，静注プロスタグランジン製剤であるアルプロスタジルの連日投与を行います。

- エンドセリン受容体拮抗薬であるボセンタンが，全身性強皮症の指尖部潰瘍の再発予防に有効です。冬期に指尖部潰瘍を発症した既往のある症例では，ボセンタンを初秋から開始しておくと冬期の潰瘍予防に効果があると思われます。

4 全身性強皮症の臓器病変とその治療

筋および関節病変の特徴は？

- 発症早期の合併症として関節炎と筋炎があります。CKを含む筋原性逸脱酵素の軽度の上昇がみられ，CRPが上昇して関節腫脹を伴う関節炎が手指に高頻度に認められます。
- 筋炎には副腎皮質ステロイド療法（プレドニゾロン0.5〜0.6mg/kg/日）を行います。
- 関節炎が慢性に進行する場合は，関節リウマチに準じて抗リウマチ薬（メトトレキサート，タクロリムス）で治療を行います。

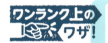

全身性強皮症で，副腎皮質ステロイドやカルシニューリン阻害薬を用いる場合，強皮症腎クリーゼの発症に注意する必要があります。強皮症腎クリーゼは抗RNAポリメラーゼⅢ抗体陽性例に高頻度に認められるので，抗体陽性例では，プレドニゾロンをさらに少量にする，カルシニューリン阻害薬は選択しないようにするなどを考慮したほうがよいでしょう。

間質性肺病変の治療のポイントは？

- 抗Scl-70抗体陽性あるいはびまん皮膚硬化型に高頻度に合併します。
- 急速に進行して呼吸不全に至る症例はほとんどありません。年単位で徐々に進行していくか，あるいは途中で進行が止まる症例がほとんどです。現状では，将来進行するかどうかを予測する確実な指標はありません。
- 年に1度は，高解像度CTや呼吸機能検査にて間質性肺病変の評価を行う必要があります。
- 進行例では治療が必要であり，現状ではシクロホスファミドの間欠的点滴静注療法が推奨されています。4週間に1度，体表面積当たり0.4〜0.5gの量で点滴治療を繰り返し（3〜6回）行います。シクロホスファミドは長期間，大量投与できる薬剤ではな

いので，筆者らは総投与量が10gを超えないようにしています。

- シクロホスファミドにより改善がみられた場合は，その後の維持療法が必要です．筆者らは，タクロリムス（プログラフ®）を併用していますが，アザチオプリンやミコフェノール酸モフェチルも有用と考えます．

● 肺動脈性肺高血圧症の治療のポイントは？

- 肺動脈性肺高血圧症は患者の10％前後に合併します．血清学的心負荷の指標であるBNPあるいはNT-proBNPが高値を示す症例では，心エコー検査の施行が必要です．推定右室収縮期圧が40mmHgを超えている場合は，心臓カテーテル検査を考慮すべきと考えます．
- 治療は，早期からエンドセリン受容体拮抗薬とホスホジエステラーゼ5阻害薬を併用することが必要です．

● 強皮症腎クリーゼの予測因子は？ 診断および治療は？

- 強皮症腎クリーゼは，抗RNAポリメラーゼⅢ抗体陽性の症例に高頻度で起こります．
- 薬剤との関連があり，副腎皮質ステロイドやカルシニューリン阻害薬を用いたときに発症しやすいと考えられます．
- 腎機能障害が亜急性に生じている場合は，腎生検にて血管内腔の狭小化や糸球体病変がないことを確認します．
- 治療方法として，アンジオテンシン変換酵素阻害薬を少量から漸増し，血圧の正常化と腎機能の改善を図ります．

● 文 献

1) Tochimoto A, et al：Mod Rheumatol 21(3)：296-301, 2011.
2) Le EN, et al：Ann Rheum Dis 70(6)：1104-1107, 2011.
3) van Rhijn-Brouwer FC, et al：Curr Rheumatol Rep 18(2)：12, 2016.

4章 慢性多関節炎——年齢層別による膠原病の診かたは？　C 若年〜中高年層

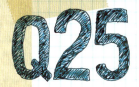

Q25 脊椎関節炎・乾癬性関節炎の診かたは？

岸本暢将

◉ 脊椎関節炎を疑う症状は？
- 炎症性腰背部痛
- 付着部炎
- 指趾炎
- その他の関節外症状

◉ 乾癬性関節炎を疑う症状は？
- DIP関節炎
- 爪病変
- 上記脊椎関節炎の所見も同様に注意

◉ チェック・検査を行い除外するべき疾患は？
- クラミジア・トラコマティス
- 梅毒・HIV

1 はじめに

- 脊椎関節炎（spondyloarthritis；SpA）は，以前は血清反応陰性脊椎関節症（炎）と言われた疾患群です．つまり，リウマトイド因子（血清反応）陰性の脊椎（spondylo-）や末梢関節を侵す炎症性関節炎（-arthritis）です．
- 全例でHLA-B27陽性になるわけではありませんが，以下のように分けられます（図1）[1]．
  - 強直性脊椎炎（ankylosing spondylitis；AS）
  - 乾癬性関節炎（psoriatic arthritis；PsA）
  - 反応性関節炎（reactive arthritis；ReA）：クラミジア感染症後や細菌性下痢症後など．
  - 炎症性腸疾患関連関節炎（IBD associated arthritis）：Crohn病や潰瘍性大腸炎関連．
  - 分類不能脊椎関節炎（undifferentiated SpA；uSpA）

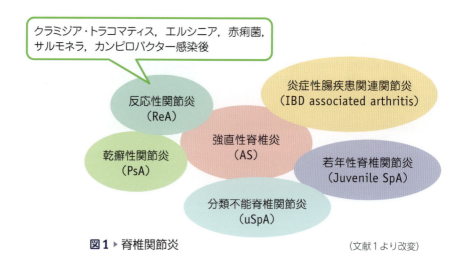

図1 ▶ 脊椎関節炎　　　　　　　　　　　　　　　　　　　　　　（文献1より改変）

わが国で1990年代に行われた調査での有病率は約0.01％であり，欧米（0.3～1％前後）と比較すると非常に稀な疾患と考えられてきました．しかし昨今，生物学的製剤を含めた治療進歩に伴い，その疾患概念や臨床徴候が広く知られるようになり，日常診療では決して稀な疾患ではなく，関節リウマチ（RA）の鑑別疾患として重要です．

症例を▶▶▶みてみよう！①　43歳，男性

1年ほど前からDIP関節に腫脹と疼痛あり．歩行時に両膝，左足首に軽度の痛みを自覚．近医にて血清反応〔リウマトイド因子，抗CCP抗体〕陰性であるがRAの診断にて加療開始するも軽快せず，半年前にDIP関節の滑膜切除術を施行．その後メトトレキサートで加療を受けていたが軽快せず，当院紹介受診．手指DIP関節の関節炎（図2）に加え，左足4，5趾の指趾炎，左足アキレス腱の付着部炎がみられ，さらに両手，両足には爪に点状陥没と爪甲剝離を認め乾癬性関節炎の診断となった．

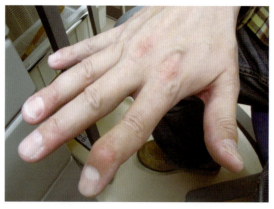

図2 ▶ DIP関節の関節炎と爪の一部に変形あり

症例を みてみよう！② 43歳，男性

1カ月前から両足首の腫脹あり，血清反応陰性であるがRAの診断にて加療開始．反応悪く当院紹介受診．両膝から50mLの関節液穿刺を行ったところ炎症性であるが特に細菌培養は陰性で，尿酸結晶も同定されず．スポット尿クラミジア・トラコマティスDNA-PCR検査が陽性で，クラミジア・トラコマティスに伴う反応性関節炎（旧名称：Reiter症候群）の診断にて加療．

症例を みてみよう！③ 43歳，男性

20年前から発症時期不明な腰痛があり，近医整形外科で"腰椎椎間板ヘルニア"の診断でときどきNSAIDsを服用していた．腰痛により夜起床することもあり，トイレに行き少し動くと楽になる．朝方は腰のこわばり感が強く，事務仕事で長時間坐位になるとこわばりは増悪する．今回1カ月前に，3日間水様性下痢を数回．2週間前から右肘，両膝，左足首の疼痛および腫脹を認め当院受診．診察では皮膚に乾癬はなく爪も正常．右肘外側上顆炎，両膝，左足首の関節炎に加え，MRIにて両側仙腸関節にSTIR高信号の骨髄浮腫（図3）がみられ仙腸関節炎を認めた．のちにHLA-B27陽性と判明し，強直性脊椎炎の診断で加療開始となった．

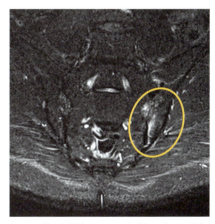

図3 ▶ 仙腸関節のSTIR高信号（MRI像）

2 関節リウマチとの鑑別点は？

□▶ SpAの臨床症状は各疾患によって若干異なりますが，SpA全体に共通する症状でRAとの鑑別に重要な所見について，①関節所見，②関節外所見，③遺伝的背景を中心に解説します．

● 関節所見

□▶ RAと異なる点は，A．体軸関節の症候（仙腸関節や脊椎の炎症），B．下肢優位の末梢性関節炎，C．付着部炎（enthesitis），D．指趾炎（dactylitis）の4つです．

A. 体軸関節の症候（仙腸関節や脊椎の炎症）

- AS患者では通常10〜20歳代で症状が現れます．"腰痛持ち"ということで見逃されていることが多く，スポーツ後など活動で増悪する通常の腰痛と異なり，炎症性腰背部痛の所見*がある場合にはただの腰痛やヘルニアと決めつけずSpAを念頭に診療を行います．

  > *国際脊椎関節炎評価学会（Assessment of Spondyloarthritis International Society；ASAS）の炎症性腰背部痛の診断基準：①発症が40歳以下，②緩徐発症，③運動で改善する，④安静で改善しない，⑤夜間疼痛（起床で改善する）の5項目中4項目を満たす場合，SpAの診断感度77%，特異度91.7%．

- 仙腸関節炎では，大腿後部に放散痛を伴う臀部痛として発症することもあります．
- また，発症早期では腰背部の訴えが主ですが，その後進行すると胸椎，頸椎にも病変が及び，頸部痛，胸背部痛やこわばりなどの訴えもみられるようになります．
- AS以外のSpAでは，体軸関節炎の頻度はASほど高くなく炎症性腸疾患関連関節炎の約10〜20%，PsAでは約20〜40%，ReAでは14〜49%と言われています．特にPsAでは腰痛がなく，頸部痛，上背部痛など上部脊椎病変も日常診療では経験されるため，注意が必要です．
- また，体軸関節の病変は早期では単純X線検査において異常が認められないため，非造影MRI（T1およびSTIRを含む）が有用です．

B. 下肢優位の末梢性関節炎

- ASでは末梢性関節炎の頻度は約30%と高くありませんが，通常は股関節，膝，足首や足趾など下肢優位の左右非対称性関節炎であり，RA患者の罹患関節の約90%がMCP関節やPIP関節などの手指関節を左右対称性に侵すのとは異なります．
- ReAや炎症性腸疾患関連関節炎でも同様に下肢優位の関節炎を呈するため，前者ではクラミジア・トラコマティス感染の診断の手がかりとなることもあります．
- 例外として，PsAはMoll & Wright criteriaにより①多関節炎型，②少関節炎左右非対称性型，③DIP関節炎型，④脊椎炎型，⑤ムチランス型の5つに分けられ，これらの病型は重複することも多いです．

C. 付着部炎（enthesitis）

- 腱や靱帯が骨に付着する部位の炎症を付着部炎と言い，SpAの特徴の1つです．負荷が多くかかるアキレス腱や，足底腱膜が踵骨に付着する部位が好発部位で，朝起きて足を着いたときや歩行時の踵の痛みとして発症し，全身どの部位でも起こりえます．
- 組織学的には付着部近傍に炎症細胞浸潤がみられ，MRIでは付着部骨部の骨髄浮腫，付着部周囲軟部組織の炎症所見が認められます．
- 放置すると，単純X線検査で付着部の毛羽立った靱帯骨化（enthesophytes）としてみられることもあります．

D. 指趾炎（dactylitis）

- 関節の近傍に限局した腫脹ではなく，指趾全体が腫脹するため「ソーセージ指」と言われます。これはSpAで共通の所見であり，日常診療では痛風と誤診されることもあり注意が必要です。
- 最近では，指全体がsynovio-entheseal complexとして腫脹するためと考えられています。分類不能脊椎関節炎患者のソーセージ指を図4に示します。

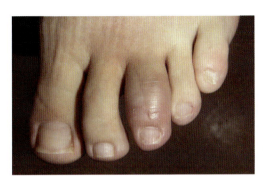

図4 ▶ 指趾炎（ソーセージ指）
38歳，女性。分類不能脊椎関節炎。

● 関節外所見

- 関節外所見として炎症反応，眼病変，下痢（体重減少），大動脈弁閉鎖不全症，皮膚症状が挙げられます。それらの鑑別ポイントを表1にまとめました。

表1 ▶ 関節外所見と鑑別ポイント

関節外所見	鑑別ポイント
炎症反応	・活動性SpA病変があっても，炎症反応上昇がみられない場合も多い。
眼病変	・ReAでは結膜炎，その他のSpAではぶどう膜炎（多くが急性片側性前部ぶどう膜炎：虹彩炎）を合併することがある。 ・結膜炎は無症状のことも多く，診察時には注意する。 ・ぶどう膜炎は，一過性で軽快するものから慢性的に視力低下に至る症例まで様々である。結膜炎とは異なり，結膜充血のみならず羞明感，眼痛，視力障害を伴うことが多いため注意する。 ・ぶどう膜炎の頻度はAS患者で最も高く，経過中25～40％でみられ，特にHLA-B27陽性患者ではリスクが高いと言われている。
下痢（体重減少）	・SpA全般で，炎症性腸疾患の既往がなくても非特異的腸炎の合併が認められることがある。 ・AS患者における炎症性腸疾患の合併頻度は5～10％との報告があるが，大腸内視鏡検査において非特異的腸粘膜の炎症所見はAS患者の約60％で認められるという報告もあり，一連の症候群の合併症として認識する必要がある。
大動脈弁閉鎖不全症	・大動脈起始部の弁の付着部の炎症（大動脈炎）が原因で，房室ブロックや大動脈弁閉鎖不全症がみられることがあるため，SpA患者では胸部聴診を行う。
皮膚症状	・AS患者の約20～40％に乾癬病変が認められる。 ・PsAでは爪病変に注意する。 ・ReAで認められる膿漏性角化症や亀頭炎は他のSpAでは通常みられない。

- **遺伝的背景**

  - SpAは，HLA-B27が疾患と強い相関を示すため何らかの遺伝的要因が関与していると考えられており，欧米ではSpA患者の30〜35％でSpA関連の家族歴があると言われています。
  - また，HLA-B27の陽性率は欧米では一般人口の8〜12％であり，スクリーニングとしては偽陽性の危険もあり不向きですが，日本における陽性率はきわめて低く（1％以下），SpAを疑って陽性の場合，診断的価値は高いと考えられます。
  - ただ，同様にSpAであったとしても陽性率は欧米に比べ低いことが予想され，陰性だからといって診断を否定することはできません。
  - 欧米におけるHLA-B27の陽性率は，SpAの各疾患で異なります（**表2**）。日本のアダリムマブ治験でのHLA-B27陽性率は約50％であり，欧米より低くなっています。
  - 男女比は約3〜5：1と言われ，男性が女性に比べて多いのも特徴です。
  - 以上のことから，遺伝的リスクはRAより高く，SpAを疑った際には乾癬，腸炎，慢性腰痛，ぶどう膜炎（虹彩炎）の家族歴（2親等まで）を聴取します。

表2 ▶ 脊椎関節炎の各疾患におけるHLA-B27の陽性率

疾患	HLA-B27陽性率
強直性脊椎炎（AS）	約90〜95％
反応性関節炎（ReA）	約20〜70％（重症例，慢性例で高い）
炎症性腸疾患関連関節炎	約20〜50％（体軸関節病変合併時に高い）
乾癬性関節炎（PsA）	約15〜50％（体軸関節病変合併時に高い）
分類不能脊椎関節炎（uSpA）	最大で約50％

3 診断はどうする？

- 昨今MRIの有用性が確立され，2009年，2010年ASASにより提唱された新しい分類基準は，体軸性SpAおよび末梢性SpAに分けられます（**図5**）[1〜3]。
- ASでは体軸関節基準を，PsAやReA，その他の疾患では背部痛がなければ通常末梢関節基準を使用します。なお，PsAにおいてはより診断感度の高いCASPAR分類基準が使用されることが多いです（**表3**）。

体軸性脊椎関節炎（axial SpA）
腰背部痛患者（n＝649）：感度82.9%，特異度84.4%
画像のみ：感度：66.2%，特異度：97.3%

発症45歳未満・3カ月以上持続する腰背部痛患者
＋ 以下のうちいずれか

- 画像上の仙腸関節炎＊ ＋ 1つ以上のSpA臨床徴候

or

- HLA-B27陽性 ＋ 2つ以上のSpA臨床徴候

末梢性脊椎関節炎（peripheral SpA）
感度：77%，特異度：82.2%（n＝266，平均罹病期間10カ月）

関節炎 or 付着部炎 or 指趾炎
＋

SpA臨床徴候：1つ以上
- ぶどう膜炎
- 乾癬
- Crohn病/潰瘍性大腸炎
- 先行感染症
- HLA-B27陽性
- 仙腸関節炎の画像診断

or

その他のSpA所見：2つ以上
- 関節炎
- 付着部炎
- 指趾炎
- 炎症性腰背部痛（既往含む）
- SpAの家族歴

SpA臨床徴候
- 炎症性腰背部痛
- 関節炎（既往も含む）
- 付着部炎（踵のみ）
- ぶどう膜炎
- 指趾炎
- 乾癬
- Crohn病/潰瘍性大腸炎
- NSAIDsに良好な反応性
- SpA家族歴（2親等まで）
- HLA-B27陽性
- CRP高値

＊：画像上の仙腸関節炎
　SpA仙腸関節炎を強く示唆する活動性（急性）炎症MRI所見（骨炎の所見であるSTIRでhigh／T1でlowの病変が1箇所なら2slices，2箇所以上なら1sliceで認める）

　　あるいは

改訂New York基準（1984年）のX線基準を満たす仙腸関節炎

図5 ▶ ASAS分類基準　　　　　　　　　　（文献1～3を参考に作成）

表3 ▶ 乾癬性関節炎の診断基準（CASPAR分類基準）

1. 乾癬の現症，既往または家族歴（2親等まで）
2. 爪病変
3. 血清リウマトイド因子陰性
4. 指趾炎の現症または既往（医師による診断）
5. 手足指単純X線で骨新生病変（関節近傍に骨棘とは異なる骨新生）

関節炎（末梢関節炎，体軸関節炎，付着部炎のいずれか）を有する患者で以下1項目1点（現症の乾癬は2点）とし，3点以上をPsAと診断する。
CASPAR：classification criteria for psoriatic arthritis

● **診断のポイント：原因検索**

☐ SpAを疑ったらReAを考え，性交渉歴や海外渡航歴，最近数週間以内の尿路や腹部症状の有無を聴取しましょう．しかし，25％の症例で先行感染が明らかとならず，特に女性では無症状の尿道炎や頸管炎もありえます．HIV感染症や梅毒でも皮膚や関節にReA類似病変をきたすため除外も行います．

☐ また，炎症性腸疾患関連関節炎を考え腹部症状，体重減少などの有無を確認し，PsAを考え全身皮膚の身体診察を行います．

4 おわりに

☐ **症例①〜③**では，TNF阻害療法により炎症性サイトカインおよび破骨細胞の分化誘導を抑制，症状緩和・疾患活動性の制御の効果が示され，患者のQOLを改善することができました．

☐ SpAは，特に関節リウマチとの鑑別が重要であり，本項で述べた特徴を念頭に置いて診療を進めて頂きたいと思います．

● **文 献**

1) Rudwaleit M：EULAR2010.
2) Rudwaleit M, et al：Ann Rheum Dis 68(6)：777-783, 2009.
3) van der Linden S, et al：Arthritis Rheum 27(4)：361-368, 1984.
4) Rudwaleit M, et al：Ann Rheum Dis 68(6)：770-776, 2009.
5) Rudwaleit M, et al：Ann Rheum Dis 70(1)：25-31, 2011.
6) Hukuda S, et al：J Rheumatol 28(3)：554-559, 2001.
7) Sieper J, et al：Ann Rheum Dis 68(6)：784-788, 2009.
8) Moll JM, et al：Semin Arthritis Rheum 3(1)：55-78, 1973.
9) Van Praet L, et al：Ann Rheum Dis 72(3)：414-417, 2013.
10) Taylor W, et al：Arthritis Rheum 54(8)：2665-2673, 2006.

4章 慢性多関節炎──年齢層別による膠原病の診かたは？ C 若年～中高年層

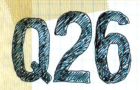
成人Still病の診かたは？

井畑 淳

◉成人Still病の特徴的な症状は？
- 発熱
- 咽頭痛
- 皮疹
- 関節痛

◉危険な兆候は？
- ステロイド開始後も解熱しない
- 血小板・白血球の急激な低下
- 中性脂肪高値

◉どんなときに成人Still病を強く疑う？
- 1週間以上改善しない咽頭炎
- 熱の下がらないインフルエンザ様症状
- 抗菌薬に反応しないが解熱時に重症感がない発熱患者

症例を▶▶▶みてみよう！

24歳，女性

来院5日前より咽頭痛，咳を伴う37℃台の発熱が出現．経過観察中39℃台となり足，股関節，胸背部の痛みが出現したため当科外来を受診．精査目的で入院となった．入院時検査にてWBC 17,150/μL，CRP 21.9 mg/dL，ESR 101 mm/時と高度の炎症所見を認め，AST 80 IU/L，LDH 358 IU/Lと軽度の肝機能異常，フェリチン1,641 ng/mLと高値を認めた．抗菌薬で加療を行うも解熱せず，入院5日後に前胸部，鼠径部に紅斑が出現．腹部超音波検査にて軽度の脾腫，胸部CTで胸水・心囊水を認めた．また，触診上頸部リンパ節を触知した．

1 不明熱の代表的な疾患が成人Still病！

● 問診・診察のポイントは？

- 皮疹・咽頭痛を見逃さないことが重要です。
- 成人Still病の臨床での特徴と各症状の出現率を以下に述べます。

①発熱（症状出現率91.6%）[1]

- 熱型は夕方～夜にかけて39℃近くの発熱がみられるものの，微熱に戻ることが多く，解熱時には重症感に乏しい印象があります。

②咽頭痛（症状出現率59.3%）[1]

- 咽頭痛は合併頻度が低下しており自発的に訴えないこともあるため，意識的に病歴を聴取する必要があります。

③関節痛（症状出現率83.1%）[1]

- 関節痛を呈した患者の44%で関節炎が指摘されています。罹患関節は肩（16%），手（27%），膝（27%）など大関節が多いとされています[1]。

④皮疹（症状出現率62.2%）[1]

- 皮疹は数mm径のサーモンピンク色の紅斑もしくは浅い丘疹が顔面・体幹・四肢近位部分に機械的刺激や温熱の刺激により夕方～夜間に出現し，癒合がみられることがあります（図1）。

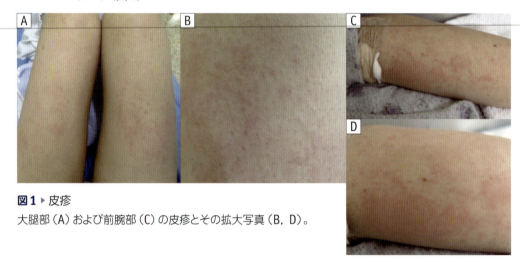

図1 ▶ 皮疹
大腿部（A）および前腕部（C）の皮疹とその拡大写真（B, D）。

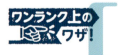
皮疹は発熱時にチェック。ケブネル現象（正常な皮膚に物理的刺激を加えると，その部分に発疹が出現する）も調べてみましょう。薬剤アレルギーが比較的多く，17～53%の患者で報告されています[1, 2]。

検査データの特徴は？

- 白血球，特に好中球増多（79.4％），炎症反応の上昇（91.5％），抗核抗体陰性（74.2％），リウマトイド因子陰性（79.9％）が挙げられます[1]。
- フェリチンの上昇（88.5％）は1,000 ng/mL以上であれば診断確率が上昇します（感度82％，特異度46％）[1]。
- 肝障害（74.9％）はAST，ALT，LDHの異常が主です[1]。

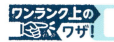 肝障害の進行はマクロファージ活性化症候群の合併を疑う所見の1つですので，注意しましょう。

診断基準は何を使えばいいの？

- 山口らの分類基準[2]が感度・特異度ともに高く，特殊な検査が含まれていないため実臨床では有用と言えます（表1）。

重要な鑑別疾患は？

- 不明熱の原因となる疾患，その中でも感染性心内膜炎，悪性リンパ腫（特に血管内リンパ腫），血管炎症候群（結節性多発動脈炎）などに注意が必要です[3]。

表1 ▶ 山口らの成人Still病分類基準

大項目
39℃以上の間欠的な発熱が1週間以上続く 関節炎による関節痛が2週間以上続く 定型的な皮膚発疹 80％以上の顆粒球増加を伴う白血球増多（10,000/μL以上）

小項目
咽頭痛 最近生じたリンパ節腫脹 肝腫または脾腫 肝機能障害 リウマトイド因子陰性および抗核抗体陰性

除外項目
感染症 悪性腫瘍 膠原病

除外項目を満たさず2項目以上の大項目を含む5項目以上を満たした場合，成人Still病と分類

（文献2より引用）

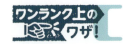　感染症の鑑別においてはプロカルシトニンが有用です．ANCA陰性の血管炎が疑われ，筋痛を合併している場合はMRIで筋に所見がみられることがあります．

● 成人Still病は自己炎症性疾患？

- 自己炎症性疾患の要素を強く持つ多因子疾患と考えるのが妥当です．
- 自己炎症性疾患の代表的な疾患群である周期性発熱疾患と成人Still病には，発熱・皮膚・漿膜炎などの症状，anakinra（日本未承認）への反応性など様々な共通点があります．しかし，発熱のパターンや骨軟骨破壊，地域性や家族性の欠如など異なる部分も存在します．

2　成人Still病は2つの顔を持つ？──2つの予後，生命と関節

● 成人Still病の病態はどう考える？

- 全身症状と関節症状に分けて考えていくとわかりやすいです（表2）．
- 発症時に関節症状のある患者では12%で骨破壊が認められました．
- 関節症状にはステロイドはやや効きにくいとされています．

● それぞれの治療目標は？

- 関節症状の強い患者では骨破壊の予防，全身症状の強い患者では後述の反応性貪食性リンパ組織球症（reactive hemophagocytic lymphohistiocytosis；RHL）への進展予防が挙げられます．

表2 ▶ 成人Still病の臨床的特徴・予後・治療

	全身症状	関節症状
臨床的な特徴	39℃以上の高熱，肝機能異常，炎症反応高値，フェリチン高値	女性，発症時の関節炎，ステロイド抵抗性
関与しているサイトカイン（仮説）	IL-1β, IFN-γ, IL-18	IL-17, IL-23, IL-6, TNF-α
予後	反応性貪食性リンパ組織球症などの重篤な合併症	関節破壊，強直など運動器の障害
治療	ステロイド，ステロイドパルス療法，メトトレキサート，カルシニューリン阻害薬	ステロイド，メトトレキサート，カルシニューリン阻害薬
期待されている治療薬候補	anakinra，トシリズマブ	インフリキシマブ，トシリズマブ

3 治療はどの段階で病気を止められるのかがとても重要！

- 治療の基本はステロイドです。ステロイドは全身症状に奏効し，60％程度の患者がコントロール可能と考えられています。
- 導入時はプレドニゾロン換算で0.5〜1.0mg/kg/日が目安ですが，重症例の場合にはステロイドパルス療法が選択されます。
- ステロイドの減量は4〜6週後，もしくは炎症反応が正常化してから考えましょう。

● ステロイド減量困難な患者の特徴は？

- 脾腫，血沈高値，若年での発症がリスクファクターと考えられています。このようなリスクを持つ患者では，免疫抑制薬やDMARDsの早めの併用も1つの戦略でしょう。

● よく使用される免疫抑制薬や抗リウマチ薬は？

- ステロイド減量効果を期待して使用される抗リウマチ薬にメトトレキサートとシクロスポリンが挙げられます。
- メトトレキサートは全身症状，関節症状のいずれにも効果がみられ，投与量に関しては7.5〜20mg/週が標準的です。
- 関節リウマチへの使用と異なり，関節破壊防止効果に関する十分なエビデンスはありません。
- カルシニューリン阻害薬（タクロリムス，シクロスポリン）も同様の効果があると考えられています。

4 生物学的製剤の投与には一考を

● 生物学的製剤はどんなときに使用？ どんな薬が中心？

- 前述の薬でも十分なコントロールが得られない，もしくはステロイドの減量が難しい患者に対して生物学的製剤の投与が試みられています。
- 海外ではIL-1拮抗薬のanakinraが中心で，全身症状の改善に有効と考えられています。
- 最近，抗IL-6受容体抗体（トシリズマブ）が注目されており，治療抵抗性の患者に90％近い有効率を示したとの報告もあります（成人Still病では保険適用外，小児は保険適用）[1]。有望視されている治療ですが，懸念事項もあります。特に後述するRHL

に対する安全性が担保されていないため，今後の検討が待たれます．

5 反応性貪食性リンパ組織球症（RHL）

- RHLは以前マクロファージ活性化症候群や血球貪食症候群と呼ばれていた病態で，自己炎症性疾患の1つと考えられています．
- 検査データの特徴として，血小板減少，ASTの上昇，白血球の減少，フィブリノゲンの減少が挙げられます．
- 臨床症状の特徴として，発熱，中枢神経障害，出血，肝腫などが挙げられます．
- 骨髄穿刺での血球貪食像が確定診断の一助となります．

● RHLの死亡率と成人Still病への合併率は？

- RHLの死亡率は10〜22%とされており，非常に注意を要する病態です．
- 成人Still病においては12〜17%の患者への合併の報告があります[4]が，潜在的には疾患の50%に同病態が存在しているとされており，疾患自体の悪化の延長線上にRHLがあると考えられています．
- 治療開始後も発熱が改善しない場合，血小板，白血球の急激な低下や中性脂肪高値が出現した場合はRHLを強く疑うべきでしょう．

● 治療は？

- 明確なエビデンスのある治療は存在しませんが，通常ステロイドパルス療法，免疫グロブリン大量投与，カルシニューリン阻害薬，エトポシド，ミコフェノール酸モフェチル，血漿交換療法などが行われます．

●文 献
1) Asanuma YF, et al：Mod Rheumatol 25(3)：393-400, 2015.
2) Yamaguchi M, et al：J Rheumatol 19(3)：424-430, 1992.
3) Hunt DP, et al：N Engl J Med 373(2)：263-271, 2015.
4) Jamilloux Y, et al：Ther Clin Risk Manag 11：33-43, 2015.
5) Gerfaud-Valentin M, et al：Autoimmun Rev 13(7)：708-722, 2014.

4章 慢性多関節炎——年齢層別による膠原病の診かたは？　C 若年〜中高年層

Q27 ベーチェット病の診かたは？

松井和生

- どんなときにベーチェット病を疑う？
  - 下記4つの主症状＋関節炎
    ① 口腔内の再発性アフタ性潰瘍
    ② 外陰部潰瘍
    ③ 眼症状
    ④ 皮膚症状
- ベーチェット病における関節炎の特徴は？
  - 発作性・再発性，非対称性の単・少関節炎。
  - 関節炎が初発症状となるのは約2割。大部分で皮膚・粘膜症状が先行する。
  - 変形や骨びらんが起きることは稀である。
- ベーチェット病らしくない所見は？
  - 末梢神経障害，孤発性の小脳病変，早期の認知障害を認めることはない。
  - 臨床経過で腎病変は稀である。
  - 光線過敏症などのループス疹，皮膚筋炎の皮疹，レイノー現象，シェーグレン症候群を認めることはきわめて稀である。

症例を▶▶▶みてみよう！　23歳，女性

幼少期から口腔内の再発性アフタ性潰瘍が認められた。4年前に両膝・右手関節痛があり，自然軽快したがその後も微熱，膝関節炎を繰り返すようになった。
WBC 10,300/μL，Hb 10.8mg/dL，ESR 42mm/時，CRP 3.53mg/dL，リウマトイド因子（RF）陰性，抗CCP抗体陰性，抗核抗体陰性。眼の痛み，充血，かすみ目があり，眼科で，ぶどう膜炎と診断された。最近，下腿に紅斑が現れ，外用薬を使用している。

1 臨床症状の特徴は？

- ベーチェット病には多彩な臨床症状が認められます。
- 診断時の年齢は20代後半から50歳代ですが，発症年齢は10代後半から30歳代と報告されています。
- 発生頻度に男女差はみられません。しかし，臓器病変の頻度・重症度には性差があり，男性では眼病変，肺動脈瘤，末梢動脈疾患，静脈疾患，中枢神経病変など重症病変が多い傾向にあるため，特に注意が必要です。
- 診断時の症状で最も感度が高いのは，口腔粘膜の再発性アフタ性潰瘍であり，ほぼ100％で認めます。ついで，皮膚症状，外陰部潰瘍，眼症状を半数以上で，関節炎を40～50％で認めます（図1）[1]。
- 診断時の症状で最も特異度が高いのは外陰部潰瘍であり，より積極的にベーチェット病を疑います。
- 頻度は少ないですが特徴的な病変として，腸管病変，血管病変，神経病変の特殊病型や精巣上体炎（副睾丸炎）があり，ベーチェット病の診断の手がかりとなることもあります。
- 一方，ベーチェット病では認めない症状として，末梢神経障害，孤発性の小脳病変，早期の認知障害があります。臨床経過で腎病変が起きることは稀です。また，光線過敏症などのループス疹，皮膚筋炎の皮疹，レイノー現象，シェーグレン症候群を認め

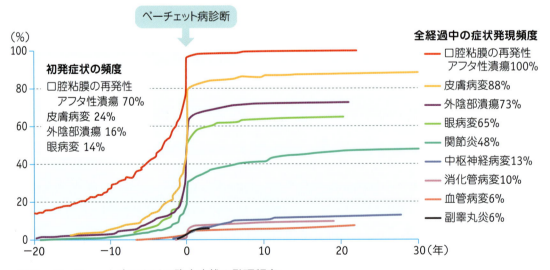

図1 ▶ ベーチェット病における臨床症状の発現頻度
横浜市立大学病院：1991年7月～2007年12月。厚生労働省ベーチェット病診断基準（n＝412）。初発症状から診断までの期間8.6±10.1年，平均年齢36.9±11.9歳，平均観察期間7.2±6.7年。 （文献1より引用）

口腔粘膜の再発性アフタ性潰瘍

- 頻度が高く，多発することが特徴です。大部分が小アフタ（＜10mm）ですが，大アフタ（1〜3cm），ヘルペス様（集簇する，1〜3mm，稀）のこともあります。
- 頬粘膜，舌，口唇粘膜，歯肉，軟口蓋にできます。ヘルペスと異なり，口唇の皮膚に覆われた部分にはできず，水疱は伴いません。
- 1〜3週間で治癒し，潰瘍は瘢痕を残すこともあります。

皮膚症状

- 結節性紅斑様皮疹は50％以上で認め，通常，下肢に限局します。
- 毛嚢炎・痤瘡様皮疹は，思春期以降，ステロイド非使用者で，痤瘡が一般的にできない顔面・体幹以外の部位，すなわち上下肢に認めた場合，診断的意義が高いとされています。

外陰部潰瘍

- 陰嚢（89％），大陰唇（71％），小陰唇（10％）に多く，頻度は少ないですが，陰茎，大腿鼠径部，腟壁，子宮頸部にもできることがあります。
- 10〜30日で治癒し，小潰瘍，小陰唇では瘢痕を残しませんが，大きな潰瘍（＞1cm）は瘢痕化します。

眼病変

- 若年男性（＜25歳）の70％が罹患し，大部分（70〜80％）は発症2〜3年以内の早期に認めます。
- 前部ぶどう膜炎（虹彩炎，虹彩毛様体炎）による前房蓄膿を30〜40％で認めます。眼痛，羞明，充血などの発作が突然起こり，自然に回復し，再発を繰り返すのが特徴です。発作を繰り返す頻度が高いほど視力を失うリスクが高くなり，難治例では失明に至ります（10〜20％）。
- 特に後部ぶどう膜炎（網膜血管炎）を伴う場合は予後不良であり，速やかに眼科に紹介し，治療を開始する必要があります。

関節炎

- 関節炎は，典型的には発作性・再発性の単関節炎もしくは少関節炎です。単関節炎が半数を占め，罹患関節数が5関節を超えることは稀です。膝関節が最も多く，そのほ

- か足首，手首，肘，手指，足趾に多くみられます。
- 通常，非対称性関節炎ですが，両手首に対称性関節炎を認めることがあります。
- 症状は軽く，数週間で改善することが多く，変形や骨びらんが起こることは稀です。
- 通常，皮膚・粘膜病変のあとに現れますが，関節炎が初発症状のこともあります（約2割）。
- 口腔粘膜の再発性アフタ性潰瘍がないからといってベーチェット病は否定できず，注意が必要です。

2 診断はどうやって行う？

- 厚生労働省ベーチェット病診断基準（**表1**）[2]，国際分類基準（ISGBD基準）（**表2**）[3]により診断します。
- ベーチェット病では特異的な検査所見はなく，結核，梅毒，炎症性腸疾患，反応性関節炎，サルコイドーシスなど類似症状をきたしうる疾患を鑑別・除外することが大切です。

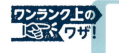

針反応（pathergy test）：20G以下の針を用いて，前腕内側に2～3箇所，皮膚表面に対して45度の角度で針を3～5mmほど刺す。24～48時間後に紅斑性丘疹か膿疱を認めれば陽性と判定する。

表2 ▶ 国際分類基準（ISGBD基準）

臨床症状	定義
口腔粘膜の再発性アフタ性潰瘍	医師または患者の観察による小アフタ性，大アフタ性，またはヘルペス状の潰瘍形成が12カ月間に少なくとも3度出没すること

＋
以下のうち2項目

再発性陰部潰瘍	医師または患者の観察によるアフタ性潰瘍形成または潰瘍瘢痕
眼病変	前部ぶどう膜炎，後部ぶどう膜炎，またはスリットガラス検査で硝子体内に細胞の証明，あるいは眼科医の観察による網膜血管炎
皮膚病変	医師または患者の観察による結節性紅斑様皮疹，毛嚢炎様皮疹または丘疹膿疱性皮疹．あるいは，ステロイド治療を受けていない思春期以後の患者で医師により観察される痤瘡様結節
針反応（pathergy test）陽性	清潔な条件で20G以下の針で斜め方向の穿刺を行い，24～48時間後に医師の観察により判定

これらの項目は他疾患を除外できたときにのみ適用する。
ISGBD：International Study Group for Behçet's Disease

（文献3より引用）

表1 ▶ ベーチェット病診断基準（厚生労働省）

主症状		
①口腔粘膜の再発性アフタ性潰瘍		
②皮膚症状	a) 結節性紅斑様皮疹 b) 皮下の血栓性静脈炎 c) 毛囊炎様皮疹，痤瘡様皮疹 　　参考所見：皮膚の被刺激性亢進	
③眼症状	a) 虹彩毛様体炎 b) 網膜ぶどう膜炎（網脈絡膜炎） c) 以下の所見があればa) b) に準じる 　　a) b) を経過したと思われる虹彩後癒着，水晶体上色素沈着，網脈絡膜萎縮， 　　視神経萎縮，併発白内障，続発緑内障，眼球癆	
④外陰部潰瘍		
副症状		
①変形や硬直を伴わない関節炎 ②副睾丸炎 ③回盲部潰瘍で代表される消化器病変 ④血管病変 ⑤中等度以上の中枢神経病変		
病型診断の基準		
①完全型	経過中に4主症状が出現したもの	
②不全型	a) 経過中に3主症状，あるいは2主症状と2副症状が出現したもの b) 経過中に定型的眼症状とその他の1主症状，あるいは2副症状が出現したもの	
③疑い	主症状の一部が出現するが，不全型の条件を満たさないもの，および定型的な副症状が反復あるいは増悪するもの	
④特殊病変	a) 腸管（型）ベーチェット病：内視鏡で病変（部位を含む）を確認する。 b) 血管（型）ベーチェット病：動脈瘤，動脈塞栓，DVT，肺塞栓の別を確認する。 c) 神経（型）ベーチェット病：髄膜炎，脳幹脳炎など急激な炎症性病態を呈する急性型と，体幹失調，精神症状が緩徐に進行する慢性進行型の別を確認する。	

ベーチェット病には疾患特異的な組織像やバイオマーカーがなく，経過を通じての口腔粘膜の再発性アフタ性潰瘍，皮膚病変，眼病変，外陰部潰瘍の4主病変，関節炎，副睾丸炎，消化器病変，血管病変，中枢神経病変などの5副病変の臨床症状の組み合わせにより診断される。 （文献2より改変）

3 治療の考え方は？

☐→ 治療は，罹患する臓器・疾患活動性・重症度によって選択します。大きく次の2つに分けて考えます。
　①症状のコントロールが中心となる病変
　②免疫抑制薬が必要となる重症臓器病変

●→ 症状のコントロールが中心となる病変（自然寛解する）

- □→ 皮膚・粘膜病変，関節炎があります．
- □→ 皮膚・粘膜病変のうち，口腔粘膜の再発性アフタ性潰瘍・外陰部潰瘍には局所療法（局所ステロイド）が第一選択です．
- □→ 結節性紅斑，関節炎には，コルヒチン（ベーチェット病治療には保険適用外）を使用します．

●→ 免疫抑制薬が必要となる重症臓器病変（予後不良）

- □→ 眼病変，消化器病変，血管病変，中枢神経病変があります．
- □→ これらの病変では，ステロイド，免疫抑制薬，TNF阻害薬などにより早期から積極的に治療を行います．
- □→ TNF阻害薬は，2007年インフリキシマブが難治性ぶどう膜炎に，2013年アダリムマブが消化器病変に，2015年インフリキシマブが消化器病変，血管病変，中枢神経病変のいずれも難治例に承認されています．
- □→ ベーチェット病の治療については，欧州リウマチ学会，日本眼科学会，厚生労働省研究班から推奨の治療方法，ガイドラインが公表され，マネジメントについて深く言及されており大変参考になります．

●文 献

1) Ideguchi H, et al：Medicine（Baltimore）90(2)：125-132, 2011.
2) 難病情報センター：ベーチェット病．(2016年4月閲覧)
   http://www.nanbyou.or.jp/entry/330
3) Lancet 335(8697)：1078-1080, 1990.
4) Kobayashi T, et al：Mod Rheumatol 23(3)：547-553, 2013.
5) Hatemi G, et al：Ann Rheum Dis 67(12)：1656-1662, 2008.
6) Yazici Y, et al, ed：Behçet's Syndrome. Springer, 2010.
7) Hatemi G, et al：Rheum Dis Clin North Am 39(2)：245-261, 2013.
8) 大野重昭, 他：日眼会誌116(4)：396-426, 2012.

4章 慢性多関節炎──年齢層別による膠原病の診かたは？ C 若年〜中高年層

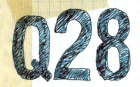

妊婦と関節リウマチ・膠原病
── どう診る？

金子佳代子，村島温子

- ◉関節リウマチ（RA）合併妊娠の診療のポイントは？
  - 妊娠中も関節症状が改善せず，活動性の滑膜炎が持続する症例も少なくない．
  - 妊娠中〜後期になると，関節炎がなくても体重増加による膝関節痛を自覚しやすい．また，四肢のむくみのために関節腫脹の評価がしばしば困難となる．
  - 妊娠中はESRやMMP-3といった関節炎活動性マーカーが上昇する．その解釈には注意が必要である．
- ◉膠原病合併妊娠の診療のポイントは？
  - 特に全身性エリテマトーデス（SLE）合併妊娠では早産や死産，妊娠高血圧症候群などの妊娠合併症の頻度が高い．妊娠中や産後に原疾患が再燃することもあるため，妊娠は計画的に行い，経験豊富な産科医や新生児科医との連携が必須である．
  - 抗SS-A抗体陽性は新生児ループスや胎児心ブロックの，抗リン脂質抗体陽性は流早産や死産，妊娠高血圧症候群などの妊娠合併症のリスク因子である．挙児希望女性ではリスク評価のためにこれらの自己抗体を確認する．
  - 高血圧合併または腎炎合併妊娠を管理する際には，腎機能や血圧における妊娠中の生理的な変化を念頭に置く必要がある．
- ◉妊娠中の薬物使用についての考え方は？
  - 一部の薬剤は，症例のリスク・ベネフィットバランスに応じて妊娠が判明するまで，もしくは妊娠中も使用を継続することが可能である．
  - 催奇形性や胎児毒性が明らかな薬剤を使用している場合は計画妊娠を勧める．挙児計画時に他の薬剤へ変更するか，妊娠が判明した時点で他剤への変更を考慮する．

症例をみてみよう！① 28歳，女性，RA

妊娠1カ月前より両側肩，膝，足関節痛が出現。その後手指関節に持続的な疼痛と腫脹を認め，リウマトイド因子・抗CCP抗体陽性にて近医でRAと診断。同時期に妊娠が判明し，妊娠による関節症状の改善を期待し鎮痛薬のみで経過をみられていた。しかし症状は悪化し，疼痛のために日常生活も困難となった。プレドニゾロン（PSL）5mg/日内服を行うも効果なく妊娠25週で当科紹介受診。

初診時，両側手指および手関節に活動性関節炎を認めた〔DAS 28-CRP 3.91（2.7〜4.1：中等度疾患活動性），HAQスコア1.38点〕。積極的治療介入が必要と判断し，本人への十分なインフォームドコンセントのもと可溶性TNF受容体融合蛋白製剤（エタネルセプト）50mg/週を開始。治療開始1カ月後，症状は著明に改善した〔DAS28-CRP 1.80（<2.3：寛解），HAQスコア0.25点〕。里帰り出産のため妊娠35週で転医した。

症例をみてみよう！② 27歳，女性，SLE

妊娠の3年前に関節炎および腎障害（ループス腎炎ClassⅡ）にてSLEを発症。PSL 30mg/日で初期治療され，タクロリムス（TAC）2mg/日＋PSL 9mg/日にて維持。妊娠の3カ月前に関節痛と倦怠感，抗DNA抗体価上昇（25 IU/mL）にて再燃。PSL 20mg/日への増量にて症状軽快し，以降17mg/日までPSLを漸減。妊娠判明後TACは中止された。

妊娠11週で当科初診。妊娠32週で肘関節炎と抗DNA抗体価上昇（33 IU/mL）がありTAC 3mg/日を再開。TAC再開後，抗DNA抗体価は横ばいで経過したが関節症状は改善し，妊娠37週で2,370gの男児を出産した。児に先天異常は認めなかった。産後2週間目，関節炎が再び出現し抗DNA抗体価がさらに上昇した（54 IU/mL）。PSL 30mg/日に増量したところ関節症状は軽快し，抗DNA抗体価も15 IU/mLまで低下。現在，産後5カ月目でPSL 10mg/日＋TAC 3mg/日にて症状は安定している。

1 妊娠中のRA合併における診療のポイントは？

□→ 一般的に妊娠によりRAの関節症状は改善するとされますが，妊娠中も活動性の高い関節炎を有する症例も稀ではありません。実際，妊娠経過中を通して臨床的寛解（DAS＜2.3）を維持できる症例は25％程度にすぎないとの報告もあります[1]。

- 妊婦の体重は，分娩までの間に非妊娠時と比較して10kg前後増加します。体重増加のために，活動性関節炎がなくても膝や足関節などの痛みを訴えることがあります。
- 妊娠中期以降になると循環血漿量増加のために四肢のむくみが出やすくなります。むくみのために，しばしば足趾や手指，手関節などの腫脹がわかりにくくなることがあります。
- ESRやMMP-3といった活動性マーカーの解釈にも，妊娠中は注意が必要です。妊娠中は血中フィブリノゲンが増加し，貧血傾向になるためESRが生理的に亢進します。また，血清MMP-3値も妊娠中に上昇することが報告されています（図1）[2]。

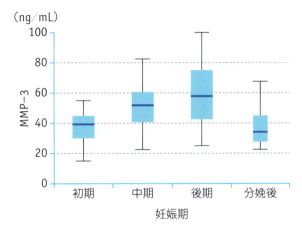

図1 ▶ 妊娠～分娩後の血清MMP-3値の推移

(文献2より改変)

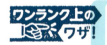

妊娠中の関節炎評価には関節超音波検査が有用です。有用であった例を以下に示します。

妊娠14週でRA発症。エタネルセプト50mg/週による治療を開始し，両側手関節の腫脹・圧痛は改善を認めましたが，歩行時の左足底痛と左中足趾節関節の腫脹は改善しませんでした。関節超音波検査を施行したところ，左第3中足趾節関節滑膜の有意な肥厚と血流シグナルの増加を認めました（図2）。同部位へのステロイド局所注射を施行したところ症状が改善。妊娠40週で無事健康な女児を出産しました。

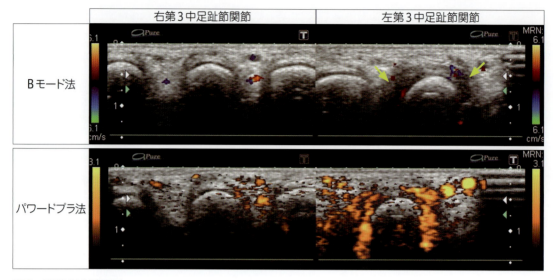

図2 ▶ 関節超音波所見
左第3中足趾節関節に，右側と比較して高度の滑膜肥厚（矢印）と血流シグナルを認める。

2　膠原病（特にSLE）合併妊娠の診療のポイントは？

- SLE合併妊娠では生児獲得率が一般女性に比して低く，早産や死産，妊娠高血圧症候群などの妊娠合併症が多くみられることが複数のコホート研究にて示されています[3,4]。可能な限り経験豊富な産科医や新生児科医が在籍する総合周産期センターで管理することが望ましいです。

- SLE合併妊娠における予後不良因子については，これまで行われたいくつかの前向きおよび後ろ向きコホート研究において共通した因子が報告されています（**表1**）。妊娠時のSLE疾患活動性が高い症例，高度の腎機能障害や肺高血圧症，中枢神経障害を合併した症例では，妊娠中の原疾患再燃率が高く，妊娠転帰が不良とされます。可能な限りこれらの状態が改善された時点で妊娠することが望ましいです。**表2**に妊娠経過中，問題なく経過できる病勢の目安を記しました。

- 抗SS-A抗体陽性は新生児ループスや胎児心ブロックの，抗リン脂質抗体陽性は流早産や死産，妊娠高血圧症候群などの妊娠合併症のリスク因子です。挙児希望のある女性ではこれらの自己抗体を確認して下さい。

- 高血圧合併または腎炎合併妊娠を管理する際には，腎機能や血圧における妊娠中の生理的変化を念頭に置く必要があります。たとえば，血圧は，妊娠成立後しだいに低下し，妊娠20週前後を最低値として，その後は徐々に上がって出産に至ります。また，

表1 ▶ SLE合併妊娠の妊娠合併症および原疾患再燃のリスク因子に関する報告

文献	対象	結果
Ko HSら, 2011[5]	SLE患者143人（183妊娠）	●抗リン脂質抗体陽性，妊娠時の疾患活動性が高い症例では早死産が多い。 ●妊娠前の疾患活動性が4カ月以上安定していた症例では，早死産，胎児発育不全のリスクは低い。 ●ループス腎炎合併の有無は妊娠合併症のリスク因子にならない。
Liu Jら, 2012[6]	SLE合併妊娠111例	●妊娠中の活動性が高い症例では，活動性の低い症例に比べ死産が多い（17 v.s. 2%，$P=0.047$）。 ●妊娠高血圧腎症や子癇，高疾患活動性は早産と関連する。
Saavedra MAら, 2012[7]	SLE女性92人（95妊娠）	●ループス腎炎の既往がある女性では，既往のない症例と比較して妊娠中の腎炎再燃率が高い（45.7 v.s. 6.6%，$P<0.0001$）。しかし，生児獲得率や早産率，妊娠高血圧腎症発症率，児の出生体重に差はない。
Clowse MEら, 2013[8]	SLE女性39人（40妊娠）（中～低疾患活動性の症例）	●早産のリスク因子：①妊娠中期血清フェリチン高値，②エストラジオール低値，③尿酸値高値
Fischer-Betz Rら, 2013[9]	ループス腎炎合併54人（MMFで寛解：23例，AZAで寛解：31例）	●MMF投与例全例で妊娠計画時にMMFからAZAへの治療薬変更を行い，その後の腎炎再燃率や妊娠予後を観察。 ●妊娠合併症は，PSL増量例，高疾患活動性例，高年齢の症例で多かった。
Buyon JPら, 2015[10]	SLE合併妊娠385例（尿蛋白1g/日以上，血清Cr＞1.2mg/dLは除外）	●妊娠合併症（死早産，新生児死亡，妊娠高血圧腎症）のリスク因子：①ループスアンチコアグラント陽性，②高血圧症合併，③血小板数低値，④母体のSLE高疾患活動性，⑤妊娠後期の補体価上昇が軽度 ●リスク因子のない症例における妊娠合併症の発症は7.8%にとどまる。

MMF：ミコフェノール酸モフェチル
AZA：アザチオプリン
PSL：プレドニゾロン

表2 ▶ SLE女性が問題なく妊娠を継続しうる病勢の目安

1. SLEの病勢が4～6カ月程度の一定期間，低疾患活動性で維持されていること
2. 重篤な臓器合併症がないこと
   - 高度の腎機能障害（CKDステージ4 or 5）
   - 肺高血圧症
   - 中枢神経障害
3. 妊娠時のステロイド量が中等量（PSL換算15mg/日）以下であること（PSL 20mg/日以上で妊娠糖尿病，妊娠高血圧腎症のリスクが増加する[11]）

妊娠により糸球体濾過量は増加し，血清Cr値，BUN値，尿酸値は低下することが知られています[12]。妊娠初期の腎機能や血圧が正常化していることは"妊娠による見かけ上の改善"であることに留意して頂きたいと思います。

3 妊娠中の薬物使用についての考え方は？

□→ 原則として，胎児への薬物曝露は最小限にとどめることが望ましいですが，症例のリスク・ベネフィットバランスに応じて，一部の薬剤については妊娠が判明するまで，もしくは妊娠中も使用を継続することが許容されます。

□→ **表3**に，挙児希望または妊娠・授乳中の薬物使用に関する注意点をまとめました[13]。

●文 献
1) de Man YA, et al：Arthritis Rheum 59(9)：1241-1248, 2008.
2) Kaneko K, et al：Mod Rheumatol 1-4, 2016. [Epub ahead of print]
3) Vinet E, et al：Ann Rheum Dis 71(4)：557-559, 2012.
4) Barnabe C, et al：Int J Rheumatol 2011：345727, 2011.
5) Ko HS, et al：Int J Med Sci 8(7)：577-583, 2011.
6) Liu J, et al：J Matern Fetal Neonatal Med 25(3)：261-266, 2012.
7) Saavedra MA, et al：Clin Rheumatol 31(5)：813-819, 2012.
8) Clowse ME, et al：Ann Rheum Dis 72(9)：1536-1539, 2013.
9) Fischer-Betz R, et al：Rheumatology (Oxford) 52(6)：1070-1076, 2013.
10) Buyon JP, et al：Ann Intern Med 163(3)：153-163, 2015.
11) Petri M：Rheum Dis Clin North Am 33(2)：227-235, v, 2007.
12) Nelson-Piercy C：Handbook of Obstetric Medicine. 4th ed. Informa Healthcare, 2010, p176-192.
13) 薬物治療コンサルテーション 妊娠と授乳 改訂2版. 伊藤真也, 他編. 南山堂, 2014.

表3 ▶ 挙児希望または妊娠・授乳中の薬物使用に関する注意点

妊娠前に休薬または他の薬剤への変更を考慮すべき薬剤	
ミコフェノール酸モフェチル	特定のパターン（外耳異常，顔面奇形，四肢の異常）の奇形が報告されている。 ➡ **妊娠前に他の薬剤（アザチオプリンなど）へ変更すべきである。**
ミゾリビン	動物実験結果および症例報告から奇形のリスクが否定できない。
有益性投与だが慎重に投与すべき薬剤	
シクロホスファミド	妊孕性への影響，催奇形性，胎児毒性の報告あり。 **妊娠第2三半期以降**で母体病勢コントロールのために他に選択肢がない場合にのみ使用可能。
"妊娠中は禁忌"または"有益性投与であっても妊娠中の投与は勧められない"が，リスク・ベネフィットに応じて妊娠判明まで継続が許容される薬剤・対象患者	
ACE阻害薬，ARB	対象：糖尿病[*1]および慢性腎臓病合併高血圧症 胎児毒性のため**妊娠第2三半期以降の使用は禁忌**。
ワルファリン	対象：血栓性素因による血栓症既往がある症例 催奇形性あり。計画妊娠と妊娠自己判定を指導し，妊娠後は速やかにヘパリン療法に切り替える。
経口ビスホスホネート製剤	対象：ステロイドを長期内服しているなど骨粗鬆症リスクの高い症例 妊娠中の使用に対する情報は少ないが，産後圧迫骨折によるQOL低下などを考慮し投与される場合もある。
スタチン製剤	対象：糖尿病合併[*1]など，動脈硬化リスクの高い症例 催奇形性は非常に低いとされる。
妊娠中も必要があれば継続使用が許容される薬剤（添付文書では禁忌の薬剤も含む）	
プレドニゾロン	胎児移行性は10％と低く，最もよく使用される。奇形全体としては発症率を上げない。 口唇口蓋裂のリスクがあるという報告がある一方で，それを否定する報告もある。
ヒドロキシクロロキン	海外および日本において妊娠中も継続使用することが許容されている[*2]。
アザチオプリン シクロスポリン タクロリムス	添付文書上は禁忌だが催奇形性はない。ステロイド単独治療でコントロール不良な膠原病患者に対しては，妊娠中も継続して使用することが推奨されている[*3]。
カルシウム拮抗薬	妊娠20週以降ではニフェジピンのみ有益性投与である。催奇形性の報告はなし。 高血圧合併妊娠では妊娠20週未満での使用も考慮されるが，その際は十分な説明と同意が必要。
授乳中の児への影響が少ないと考えられる薬剤	
アザチオプリン	乳汁移行は非常に少ない。児の有害事象もなし。
シクロスポリン	2児で測定感度以上の血中濃度を認めたという報告があるものの，有害事象は認められていない。
タクロリムス	乳汁移行は非常に少ない。児の有害事象もなし。
ビスホスホネート	データは少ないが乳汁移行はわずかと推測され，Caなどとキレートを形成するため児の経口吸収率は限定されると考えられる。

[*1]：National Institute for Health and Care Excellence：Diabetes in pregnancy (NICE guideline CG63). 2015. (2016年4月閲覧)
https://www.nice.org.uk/guidance/ng3
[*2]：産婦人科診療ガイドライン—婦人科外来編 2014. 日本産科婦人科学会・日本産婦人科医会 編・監, 2014. (2016年4月閲覧)
http://www.jsog.or.jp/activity/pdf/gl_fujinka_2014.pdf
[*3]：日本リウマチ学会：皮膚エリテマトーデスおよび全身性エリテマトーデスに対するヒドロキシクロロキン使用のための簡易ガイドライン (2015.10.20版). (2016年4月閲覧)
http://www.ryumachi-jp.com/info/guideline_hcq.pdf

（文献13より改変）

欧文索引

A
ACR/EULAR関節リウマチ分類基準 71
ADM (amyopathic dermatomyositis) 149
ANA (anti-nuclear antibody) 32
ANCA (antineutrophil cytoplasmic antibody) 10, 35
　──関連血管炎 17, 120
　──陽性となる関連疾患 36
APS (antiphospholipid syndrome) 134
AS (ankylosing spondylitis) 165

B
Blau症候群 107, 109
Burkholderia pseudomallei 56
B型肝炎 77, 79
　──ウイルス 68
　──再活性化 80

C
CADM (clinically amyopathic dermatomyositis) 15, 149
carpal height ratio 43
CDAI (clinical disease activity index) 84, 86
CPPD (calcium pyrophosphate dihydrate) 49, 57, 61
crowned dens syndrome 115
CTD-ILD (connective tissue disease related interstitial lung disease) 11, 12
C型肝炎 77, 82
　──ウイルス 69

D
DAD (diffuse alveolar damage) パターン 14, 15
DMARDs (disease-modifying antirheumatic drugs) 94, 95
double contour sign 60

I
IBD associated arthritis 165

J
JIA (juvenile idiopathic arthritis) 101

L
livedo racemosa 135
livedo reticularis 24, 135

M
mHAQ (modified health assessment questionnaire) 84, 87
MPA (microscopic polyangiitis) 121, 124

N
non-touch手技 47
NSAIDs 92
　──の副作用 93
NSIP (nonspecific interstitial pneumonia) パターン 14, 15

O
OP (organizing pneumonia) パターン 14, 15
overhanging edge 41, 59

P
pencil-in-cup 41
PET 29
PMR (polymyalgia rheumatica) 111
PsA (psoriatic arthritis) 165
pseudo-neuropathic 62
pseudo-OA 62
pseudo-RA 62

R
RA (rheumatoid arthritis) 10
ReA (reactive arthritis) 23, 165
RF (rheumatoid factor) 7
ROS (review of system) 10
rule of 2s 54

S
SLE (systemic lupus erythematosus) 3, 22, 23
　──合併妊娠 188
SLICC (The Systemic Lupus International Collaborating Clinics) 130

SpA（spondyloarthritis） *165*
squeeze test *72*
Staphylococcus lugdunensis *54*

T
TA（temporal arteritis） *121*, *125*
TNF受容体関連周期性症候群 *107*, *108*
Treat-to-Target *86*

U
UIP（usual interstitial pneumonia）パターン *13*
uSpA（undifferentiated SpA） *165*

V
VAS（visual analogue scale） *84*
Vネックサイン *151*

Z
Z字変形 *42*

和文索引

あ
悪性腫瘍 *29*
悪性リンパ腫 *29*, *147*

い
インターフェロンγ遊離試験 *77*
移動性関節炎 *128*

う
ウイルス性関節炎 *64*
打ち抜き像 *41*, *59*

え
壊疽性膿皮症 *109*
炎症性（関節液） *49*
炎症性腸疾患関連関節炎 *165*
円板状エリテマトーデス *22*
円板状紅斑 *22*

か
カルシニューリン阻害薬 *163*, *177*
家族性地中海熱 *107*
可動域制限の評価 *72*
化膿性（関節液） *49*
化膿性関節炎 *45*, *51*
化膿性無菌性関節炎 *109*
外陰部潰瘍 *181*
外分泌腺症状 *140*
咳嗽 *11*
確定診断のための検査 *73*
滑液包炎 *113*
陥凹性瘢痕 *21*
間質性腎炎 *141*
間質性肺疾患（病変） *141*, *146*, *163*
環状紅斑 *22*, *140*
乾性咳症状 *161*
乾癬性関節炎（PsA） *43*, *105*, *165*
関節 *10*
　──液 *49*
　──炎 *1*, *181*
　──周囲痛 *2*
　──超音波（検査） *74*, *187*
関節痛 *1*
　──患者で検査すべき項目 *8*
　──患者で評価すべき身体所見 *6*
　──患者で問診すべき項目 *5*
関節リウマチ（RA） *2*, *10*
　──合併妊娠 *185*
感染性心内膜炎 *113*
眼球の乾燥 *140*
眼病変 *181*

き
キャンドル（CANDLE）症候群 *110*
機械工の手 *151*
機能的評価 *87*
器質化肺炎（OP）パターン *14*
偽痛風 *44*, *62*
逆ゴットロン徴候 *20*
急性間質性肺炎 *9*
急性単（少）関節炎 *45*
急速進行性間質性肺炎 *155*

巨細胞性動脈炎 113
強直性脊椎炎(AS) 165
強皮症腎クリーゼ 163, 164
頬部紅斑(蝶形紅斑) 22
胸膜炎 129
筋生検 156

く
クリオグロブリン血症 142
クリオピリン関連周期性発熱症候群 107
グラム染色 50

け
結核 16, 29, 77
結晶誘発性関節炎 46
結節性紅斑 23
血管炎 120
血球減少 129
血球貪食症候群 178
顕微鏡的多発血管炎(MPA) 121, 124

こ
コルヒチン 57, 60
　　──カバー 61
ゴットロン丘疹 20, 151
ゴットロン徴候 20, 151
呼吸器症状 17
高 IgD 症候群 107, 108
高齢者で注意すべき血管炎 124
抗アミノアシル tRNA 合成酵素抗体(抗 ARS 抗体) 154
抗 RNA ポリメラーゼⅢ抗体 160
抗 SRP 抗体 155
抗 SS-A/Ro 抗体 143
抗 SS-B/La 抗体 143
抗 Scl-70 抗体 160
抗 Mi-2 抗体 155
抗 MDA5 抗体(抗 CADM-140 抗体) 155
抗核抗体(ANA) 31, 32, 129
抗カルジオリピン抗体 135

抗カルジオリピンβ₂-GPI複合体抗体 135
抗好中球細胞質抗体(ANCA) 10, 31, 35
抗 CCP 抗体(ACPA) 31, 34, 115
抗セントロメア抗体 160
抗 TIF1-γ 抗体 155
抗 Th/To 抗体 160
抗 ds-DNA 抗体 129
抗 U1-RNP 抗体 160
抗 U3-RNP 抗体 160
抗リン脂質抗体症候群(APS) 132, 133, 134, 136
口腔内乾燥 140
口腔粘膜の再発性アフタ性潰瘍 128, 181
膠原病 2
　　──エマージェンシー 18
　　──合併妊娠 185
　　──に関連する間質性肺炎(CTD-ILD) 11
　　──に関連する肺胞出血 16
　　──に伴う間質性肺炎 13
　　──に伴う肺疾患 18
　　──の呼吸器症状 9
光線過敏症 22
構造的評価 88
骨棘 40
混合性結合組織病 20, 21

さ
サーモンピンク色の皮疹 174
サラゾスルファピリジン(SASP) 97
サルコイドーシス 23
痤瘡(PAPA)症候群 109
3 剤併用療法 98

し
シェーグレン症候群 21, 22, 23, 139
ショール徴候 151
指趾炎 169
指尖部潰瘍 21, 162
紫斑 140
脂漏部位紅斑 151

自己炎症性疾患（自己炎症疾患，自己炎症症候群）
　28, 106, 176
自己抗体　31, 160
　　――陰性　28
自己免疫疾患　28
軸椎歯突起症候群　115
疾患活動性評価　84
疾患修飾性抗リウマチ薬（DMARDs）　95
尺側偏位　40
若年性サルコイドーシス　109
若年性特発性関節炎（JIA）　101
腫瘍随伴症候群　117
従来型DMARDsの禁忌・副作用　96
除外診断のための検査　73
少関節炎　104
静脈血栓症　137
触知性紫斑　24
新生児ループス　142
心膜炎　129
蕁麻疹様紅斑　140

す

3Cs　52, 54
ステロイド　89, 163
　　――の副作用　90
スワンネック変形　42

せ

成人Still病　21, 173
正の複屈折性　62
生物学的製剤　94, 99
脊椎関節炎（SpA）　165
全身型　103
全身性エリテマトーデス（SLE）　3, 21, 22, 23, 127
全身性強皮症（硬化症）　20, 21, 23, 158

そ

ソーセージ指　169
爪囲紅斑　11, 12, 19
爪郭毛細血管　162

　　――拡張　19
爪甲周囲　19
爪床出血　23
爪上皮出血点　20
側頭動脈炎（TA）　121, 125

た

タクロリムス（TAC）　98, 163
多関節炎　104
　　――の評価項目　7
多関節痛　3
多発性筋炎　21, 148
多発単神経障害　141
単関節痛　3
単純X線　39

ち

チクングニヤウイルス　68
治療抵抗性肺炎　9

つ

ツベルクリン反応　77
通常型間質性肺炎（UIP）パターン　13
痛風　43
　　――結節　58
　　――発作　57

て

デングウイルス　67
低補体血症　130

と

トファシチニブ　100
凍瘡様皮疹　23
疼痛関節の分布　4
動脈血栓症　137
特発性間質性肺炎　18

な

中條-西村症候群　110

に

尿細管性アシドーシス　141, 146
尿酸Na結晶　57

妊娠合併症　137
妊娠中のRA合併　186
妊娠中の薬物使用　190

は

ハイドロキシアパタイト沈着症　58
パルボウイルス　128
　　――B19　65
肺動脈性肺高血圧症　164
肺胞出血　9, 16
培養検査　50
白血球数　49
白血球分画　49
針筋電図　155
針反応　182
反応性関節炎 (ReA)　23, 165
反応性貪食性リンパ組織球症　176, 178

ひ

びまん性肺胞傷害 (DAD) パターン　14, 15
ヒドロキシクロロキン　132
ピロリン酸カルシウム二水和物 (CPPD)　57
非炎症性 (関節液)　49
非ステロイド性抗炎症薬 (NSAIDs)　89
非特異性間質性肺炎 (NSIP) パターン　14, 15
皮膚　10
　　――血管病変　161
　　――硬化　21, 161
　　――症状　181
皮膚筋炎　19, 20, 21, 22, 23, 148

ふ

フェリチンの上昇　175
ブシラミン (BUC)　97
プロピルチオウラシル (PTU)　126
付着部炎　168
付着部関連関節炎　105
負の複屈折性　59
不明炎症　26
不明熱　25

風疹ウイルス　66
分枝状皮斑　135
分類不能脊椎関節炎 (uSpA)　165

へ

ヘリオトロープ疹　23, 151
ベーチェット病　23, 179
　　――の診断基準　183
変形性関節症　43
偏光顕微鏡　59

ほ

ボタン穴変形　42

ま

マクロファージ活性化症候群　178

む

無筋症性皮膚筋炎 (ADM)　149

め

メカニクスハンド　151
メチシリン感受性黄色ブドウ球菌 (MSSA)　52
メチシリン耐性黄色ブドウ球菌 (MRSA)　54
メトトレキサート (MTX)　94, 163, 177

も

網状皮斑　24, 135

や

山口らの成人Still病分類基準　175

り

リウマチ性多発筋痛症 (PMR)　111
　　――の治療ガイドライン　116
リウマトイド因子 (RF)　31, 34, 143, 115
リベド疹　135
淋菌　55

る

ループスアンチコアグラント　135
ループス腎炎　129

れ

レイノー現象　21, 159

わ

ワクチン接種　66

jmedmook 次号予告

次号は2016年8月25日発行!

あなたも名医!

成人吸入薬のすべて

jmed(ジェイメド) 45

世は吸入薬戦国時代

独立行政法人国立病院機構 近畿中央胸部疾患センター内科　倉原　優[著]

目次

第1章　吸入薬概論
　　　　──吸入薬を使う前に押さえておこう!
1. なぜ"吸入"薬を使うのか?
2. 本書に登場する全吸入薬まとめ
3. 吸入薬を用いる疾患
4. 喘息のガイドラインから学ぶ吸入薬の使い方
5. COPDのガイドラインから学ぶ吸入薬の使い方
6. インフルエンザにおける吸入薬の使い方

第2章　吸入薬の種類──それぞれの特徴を押さえて患者さんに合った薬を選ぼう!
1. ICS
2. ICS/LABA
3. SABA
4. SAMA
5. LABA
6. LAMA
7. LAMA/LABA
8. クロモグリク酸
9. インフルエンザ用吸入薬

第3章　吸入アドヒアランスと吸入デバイス
　　　　──患者さんのタイプを見極めよ!
1. 吸入アドヒアランス
2. 吸気流速
3. 吸入粒子径
4. DPI, pMDI, BAI, ソフトミストとは?
5. スペーサー
6. 掃除法・廃棄法

第4章　吸入方法──イラストで見てみよう!
1. pMDI
2. pMDI+スペーサー
3. スイングヘラー
4. ディスカス
5. ディスクヘラー
6. タービュヘイラー
7. ツイストヘラー
8. ハンディヘラー
9. レスピマット
10. ブリーズヘラー
11. エリプタ
12. ジェヌエア
13. イーヘラー

第5章　吸入薬の副作用──押さえておきたいリスクとベネフィット
1. ICSの副作用
2. LABAの副作用
3. LAMAの副作用
4. ICS/LABA, LAMA/LABA, トリプル吸入療法の副作用
5. SABA, SAMAの副作用

---

jmedmook
偶数月25日発行　B5判/約170頁

定価(本体**3,500**円+税)　送料実費
〔前金制年間(6冊)直送購読料金〕
21,000円+税　送料小社負担

編者

金城光代（きんじょう みつよ）
沖縄県立中部病院リウマチ膠原病科・総合内科

【プロフィール】

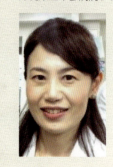

1994年東北大学医学部卒。亀田総合病院研修医，米国ベス・イスラエル病院レジデント，コロンビア大学病院リウマチ膠原病フェロー，コロンビア大学公衆衛生大学院修士課程修了。2008年より現職。米国内科認定医・リウマチ科専門医，日本内科学会認定医。

---

jmed mook 44

あなたも名医！
外来で診るリウマチ・膠原病Q&A
日常診療をスキルアップ！

ISBN978-4-7849-6444-4 C3047 ¥3500E
本体3,500円＋税

2016年6月25日発行　通巻第44号

編集発行人　梅澤俊彦
発行所　　　日本医事新報社　www.jmedj.co.jp
　　　　　〒101-8718　東京都千代田区神田駿河台2-9
　　　　　電話（販売）03-3292-1555　（編集）03-3292-1557
　　　　　振替口座　00100-3-25171
印　刷　　ラン印刷社

© Mitsuyo Kinjo 2016 Printed in Japan

デザイン／大矢高子

・本書の複製権・翻訳権・上映権・譲渡権・公衆送信権（送信可能化権を含む）は（株）日本医事新報社が保有します。

 ＜(社)出版者著作権管理機構 委託出版物＞

本書の無断複写は著作権法上での例外を除き禁じられています。複写される場合は，そのつど事前に，(社)出版者著作権管理機構（電話 03-3513-6969，FAX 03-3513-6979，e-mail:info@jcopy.or.jp）の許諾を得てください。